# 麻酔科医とコンサルテーション

## ―他科からの相談・依頼に対する適正な対応と実際―

編者
札幌医科大学 教授 並木昭義
助教授 表 圭一

克誠堂出版

## 編　者


並木　昭義　　札幌医科大学医学部麻酔科　教授

表　　圭一　　札幌医科大学医学部麻酔科　助教授


## 執筆者一覧（執筆順）


表　　圭一　　札幌医科大学医学部麻酔科　助教授

山蔭　道明　　札幌医科大学医学部麻酔科　講師

金谷　憲明　　札幌医科大学医学部麻酔科　講師

川真田樹人　　札幌医科大学医学部麻酔科　講師

藤村　直幸　　札幌医科大学医学部麻酔科　助手

紅露　伸司　　札幌医科大学医学部麻酔科　兼任助手

成松　英智　　札幌医科大学医学部救急集中治療部　講師

川名　　信　　北海道立小児総合保健センター手術部　部長

川股　知之　　札幌医科大学医学部麻酔科　助手

関　　純彦　　札幌医科大学医学部麻酔科　兼任助手

渡辺　廣昭　　札幌医科大学医学部麻酔科　助教授

中山　雅康　　札幌医科大学医学部麻酔科　助手

住田　臣造　　旭川赤十字病院麻酔科　部長

今泉　　均　　札幌医科大学医学部救急集中治療部　助教授

松本　真希　　札幌医科大学医学部麻酔科　講師

太田　孝一　　江別市立病院麻酔科　医長

# はじめに

最近の医療では，麻酔科の役割がますます増大しており，それに適切かつ十分に応えることが強く求められている。その事実として，手術適応の拡大とともに，侵襲度の高い手術を受ける患者，多岐にわたる合併症を有する患者が多くなり，手術前の適切な評価や対処が担当外科だけでは難しくなってきている。その結果，外科系各科から術前に麻酔科医がコンサルテーションを受ける機会が多くなってきているが，その判断・処置については個々の麻酔科医の判断に委ねられているのが現状である。さらに，麻酔管理や手術後の管理に関連して発生した合併症や偶発症に対するコンサルテーションや，周術期のみならず重症患者や合併症を有する患者に対する集中治療室への対応についてのコンサルテーションを受ける。また，救急・蘇生を依頼されることもある。加えて，慢性疼痛・癌性疼痛に対する麻酔科へのコンサルテーションに対し適正に判断・処置が求められる。

そこで，他科からの種々のコンサルテーションに対して適正に対応するために，患者をどう評価し，検査や処置が必要か，必要な場合は何が必要であるかなどを，麻酔科医に一定のガイドラインとして示す目的で本著書を編集した。特に，麻酔科専門医を目指している医師や麻酔科研修医を指導する医師に役立つように心掛けた。本著書は6章より構成されている。1章は総論としてコンサルテーションの流れ，そして各科における手術前評価のポイントと麻酔科へのコンサルテーションの基準について概説した。2章から5章までは各論として日常診療でよくコンサルテーションを受ける事項について取り上げた。2章は術前コンサルテーションで各種疾患を10項目，3章は術後コンサルテーションで各種合併症を7項目にまとめ，そして4章は救急集中治療，5章はペインクリニックにおけるコンサルテーションについて，それぞれの解説と具体的実例を呈示しながら，その対応とポイントを記載した。6章では患者の信頼・安心を得ることは医療の基本であるので，患者への対応・説明について取り上げた。

麻酔科医は，患者だけでなく，各科の医師・看護婦（士）などから，その能力そして人間性を厳しく評価される。したがって，麻酔科医として必要な知識，技術，そして態度や姿勢をしっかり身につけることが大切である。特に，麻酔科専門医を取得するまでの若い時期に適正な教育・研修を受けることが必須である。日本麻酔科学会では，私が平成12年度の麻酔指導医試験実施委員長を務めたときから，口頭試問に各科からのコンサルテーションの問題を採用している。麻酔科の仕事に携わっている者，特に専門医として各科からのコンサルテーションに適正に対応できることは，その麻酔科医が信頼を得るだけでなく，そこの麻酔科，さらに日本麻酔科学会の評価を高めることになる。本著書は，わが国の麻酔科医の成長ならびに日本麻酔科学会の発展のために多大な尽力をされた克誠堂出版の前社長，故今井　彰氏のご厚情により出版の運びとなった。心より感謝を申し上げるとともにご冥福をお祈りする。この著書が，若い麻酔科医の成長・育成のために少しでもお役に立てば幸いである。

札幌医科大学医学部麻酔科　教授
並木　昭義

# 目 次

## 第3章　術後コンサルテーション……103

# 1. 総　論

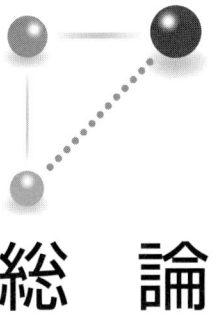

第1章　総　論

# 1 コンサルテーションの流れ

札幌医科大学医学部麻酔科　助教授　表　圭一

患者の種々の問題点について，手術担当科から麻酔科への相談と依頼，そして麻酔・手術施行までの流れは，施設によりその手順は異なっている。麻酔科医が他科からのコンサルテーションに対し，適正な判断と対応をスムーズに行うためには，コンサルテーションの流れを施設ごとに確立しておく必要がある。図に札幌医科大学医学部附属病院における各手術科の予定手術の決定から麻酔施行までの流れと，術前に合併症などの問題点を有する患者に対する各手術担当科から麻酔科へのコンサルテーションの流れを示す。各手術担当科で手術が予定されると，術前スクリーニングのための種々の検査が施行される。患者からの問診などから，既往歴，合併症の有無，現在服用中の薬物などの情報を得，さらに理学検査，血液・尿検査，心電図，胸部X線，呼吸機能検査，必要に応じて血液ガス検査などが施行される。それらの術前スクリーニングにおいて異常が発見され，麻酔・手術施行上問題点となる可能性があると判断された場合に，麻酔科へのコンサルトが行われる。その際，患者に麻酔科外来を受診してもらい，術前問題症例外来担当の麻酔科医が診察し，個々の患者の問題点について検討・判断し，必要ならば，追加検査のオーダーを行い，ときには専門他科への受診により機能評価などの検査を施行してもらう。必要ならば合併症のコントロールや治療を依頼する。それらの結果をふまえ，再度麻酔科外来で判断を行う。その結果を麻酔科カンファレンスにて症例呈示・検討を行い麻酔・手術施行を決定する。このような流れに沿って術前の問題点を処理する。また術後は，術後回診の際に患者の疼痛，悪心・嘔吐，呼吸状態や循環動態の不安定などに対する手術担当科からのコンサルテーションに対して適正な判断と処置が求められる。

他科からのコンサルテーションは周術期の問題に限らず，重症患者や合併症を有する患者に対する集中治療室への入室適応などのコンサルテーション，救命・蘇生の依頼，そして，癌性疼痛や慢性疼痛管理に関してなど多方面にわたることも多い。これらに対しスムーズに効率よく，かつ適正に対応するためにも，各科と麻酔科の間におけるコンサルテーションの円滑な流れが求められる。

## コンサルテーションを円滑に行うポイント

①　他科と麻酔科との間の患者情報，依頼および相談に関するやり取りは基本的に文章で行う。コンサルトの内容に誤解が生じやすかったり，意味不明な文章とならないように明確に記述する。複雑な内容や誤解を招きやすい内容がある場合は，文章に加えて，他科

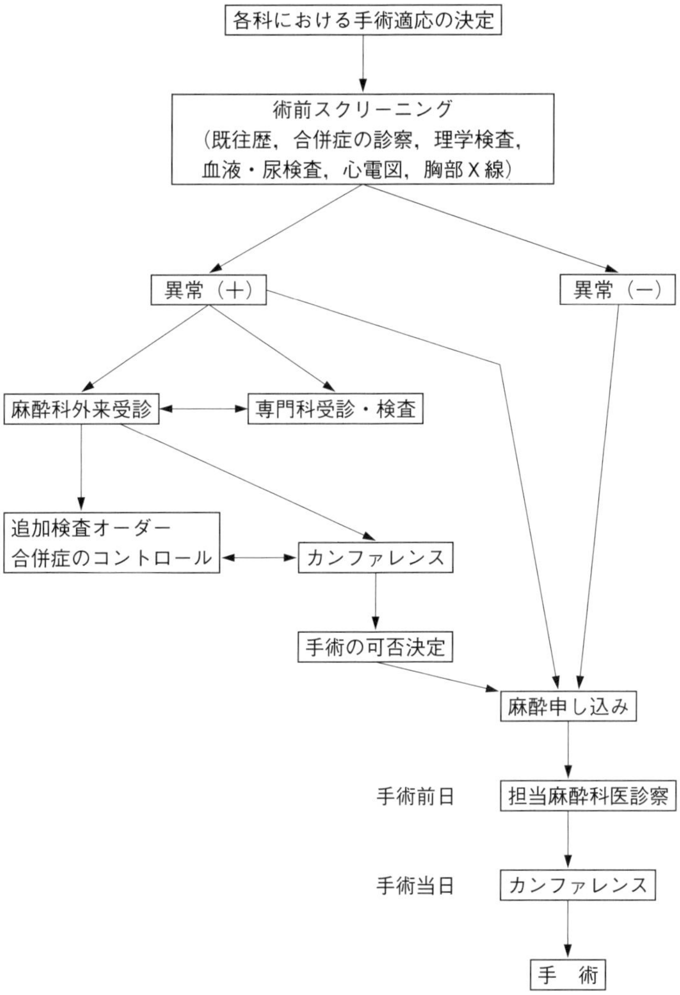


図　術前スクリーニングから麻酔施行までの流れとコンサルテーションの流れ

の医師と麻酔科医が直接話し合うようにするとスムーズに流れやすい。

②　コンサルテーションの流れを確立させるためには，各科に理解を求め，それを積極的に利用してもらうよう勧めることが重要である。

③　術前の専門科への検査依頼は，その科に麻酔や手術の可否決定を求めるものではなく，患者の機能や状態の客観的評価を依頼することにある。したがって，専門科に依頼して検査・診断をしてもらった場合でも麻酔・手術適応については麻酔科と手術担当科の相談のもとで決定する。

④　他科からコンサルテーションを受ける際は，まず患者を中心に考慮したうえでの判断と対応が重要である。

第1章　総 論

# 2 各科における手術前評価のポイントと麻酔科へのコンサルテーションの基準

札幌医科大学医学部麻酔科 講師 山蔭道明

施設によって異なるが，通常は担当麻酔科医が手術前日に患者を訪問し診察にあたるか，あるいは麻酔科の外来で患者を診察する方法をとっている。手術適応が拡大され，さらに手術技術ならびに麻酔の安全性が向上するに伴い，多くのかつ複雑な合併症をもった患者が手術を受ける機会が多くなってきた。そのため，術前評価が患者の予後やQOLを大きく左右しかねない。担当外科医が適切な術前評価を行うことができず，手術前日に麻酔専門医が診察した結果，手術が延期され，患者に不信感を抱かせることもまれではない。担当外科医にも麻酔科医への術前コンサルテーションの意義ならびに基準を十分に把握してもらい，時間的余裕を持って，麻酔専門医にコンサルトしてもらうことが重要となる[1]。

＜ポイント1＞

麻酔の合併症につながるような状態（例えば歯が折れるかもしれないことや，術後に足のしびれが残るかもしれないような内容）を担当外科医が患者に説明しなくともよい。特に，麻酔科医が訪問する前に麻酔法などに言及することは避けるべきである。麻酔科医からの説明が担当外科医から受けた説明と食い違った場合，患者は大きな不信感を抱く。

## I. 病歴の把握

患者の病歴を把握することはもちろん，血縁者の遺伝性疾患ならびに麻酔歴を調べる。比較的多項目に及ぶため，麻酔科専門医へのコンサルト前，あるいは麻酔科医の術前訪問前に**表1**に示したような内容を含む問診表を作成し，患者に事前に書いてもらう方法が便利であり，記録にも残る。

＜ポイント2＞

患者に問診し，病歴を把握する場合，人前では話しづらい過去の病歴や血縁者の既往歴などがあるため，できるだけ同室入院者のいない場所などを選ぶなどして患者が話しやすい環境を整える。

### 1 服用中の薬物

服用中の薬物によっては，手術に支障をきたすだけでなく，麻酔に使用する薬物と相互作用を起こす可能性があるため，注意が必要である（**表2**）[2]。薬物の名称，服用量，なら

表1　術前の病歴で把握する項目

| |
|---|
| ①麻酔に関する合併症の既往歴：麻酔中のアレルギー反応，覚醒遅延，重篤な悪心・嘔吐，残存する嗄声，異常出血，術後肝機能障害，強度の脊麻後頭痛，血縁者の既往（特に悪性高熱症と遺伝性筋疾患） |
| ②中枢神経系：脳血管障害やてんかん発作の有無 |
| ③循環器系：狭心症の有無とその程度，心筋梗塞の既往，高血圧，重篤な不整脈 |
| ④呼吸器系：呼吸困難の有無とその程度，喀痰の有無とその量，気管支喘息の既往，喫煙量，最近の上気道感染の有無 |
| ⑤肝臓：アルコール摂取量，肝炎の既往 |
| ⑥骨，筋肉：関節炎や腰痛の有無，四肢のしびれの有無，骨粗鬆症の程度 |
| ⑦内分泌系：糖尿病の有無とそれによる血管障害の程度，甲状腺・副腎機能障害の有無 |
| ⑧血液凝固系：出血傾向の有無 |
| ⑨歯列：義歯やぐらついた歯の有無 |

表2　服用中の薬物で問題となるもの

| |
|---|
| ①抗生物質：<br>アミノグリコシド系抗生物質により非脱分極性筋弛緩薬の作用が延長する |
| ②抗てんかん薬：<br>バルプロ酸ナトリウム（デパケン®）の長期服用で非脱分極性筋弛緩薬の作用が短縮する |
| ③降圧薬：<br>クロニジンなどの中枢性降圧薬の使用により交感神経反応が低下する<br>$\beta$遮断薬の使用により，徐脈，気管支攣縮，心筋の抑制をきたす<br>カルシウム拮抗薬の使用により，低血圧をきたす<br>利尿薬の使用により，低カリウム血症ならびに循環血液量の減少を伴う |
| ④抗凝固薬（アスピリン，ワルファリンカリウム）：<br>出血傾向を示す |
| ⑤睡眠導入薬：<br>ベンゾジアゼピンの長期服用により麻酔薬に対する耐性を示す |
| ⑥ジギタリス：不整脈や心筋の伝導障害をきたす |
| ⑦抗精神・神経薬：<br>MAO阻害薬・三環系抗うつ薬の使用で，交感神経作動薬の作用が増強する |

（Cullen BF, Miller MG. Drug interactions in anesthesia. A review. Anesth Analg 1979; 58: 413–23. より改変引用）

びに服用期間を把握する。

＜ポイント3＞

以下のような病歴がある場合，麻酔科にコンサルトする。

①悪性高熱症に関しては，本人はもちろん血縁者にその可能性がある場合。

②以前に手術・麻酔を受けて，**表1**に示した麻酔に関する合併症に既往がある場合。

③以前に手術・麻酔を受けて何ら問題はないが，そのときの説明や麻酔法で不満がある場合。

④患者が**表2**に示した薬物を服用しており，それが麻酔上問題になるか判断しかねる，あるいは服用継続・中止の是非の判断ができない場合。

## 2　身体所見

麻酔管理上特に問題となる身体所見部位は，中枢神経系，循環器系，ならびに呼吸器系である。それらの点を中心に所見をとる。すでにカルテに記載があればよいが，ない場合には所見を記載する。循環器系あるいは呼吸器系など，ある特定臓器に異常所見を認めた場合，麻酔専門医にコンサルトする前に，それぞれの分野の専門医師にコンサルトすべきである。但し，しばしば臨床の現場で問題となることがあるが，決してそれら専門医に麻酔の是非あるいは麻酔法の選択を聞くべきではない。それぞれの専門医がその臓器の予備能力を判断したうえで，麻酔専門医にコンサルトし，麻酔科医から担当外科医ならびに患者に，麻酔そのものの是非をはじめ，選択すべき麻酔法や，さらには術前処置や術後合併症の可能性について説明すべきである。

＜ポイント4＞

患者の術前の状態をなるべく詳細にカルテに記載する。こうすることで，術後に患者に何らかの変化をきたした場合，それが術前から存在したものかどうか客観的な評価が可能となる。以下のような病歴がある場合，麻酔科にコンサルトする。

①循環器系：極端な血圧の左右差や心雑音が認められる場合。

②呼吸器系：ラ音や喘鳴が認められる場合。

③上気道：頸椎の可動制限，開口障害，巨大甲状腺腫等を認め，明らかに挿管困難が予想される場合。

④血液凝固：紫斑や出血斑など易出血性が疑われる場合。

## 3 術前検査

一般的に，病院や担当外科ごとに，予定手術全症例を対象としてルーチンに行う術前検査が決まっている。しかし，医療費の高騰に伴い，無駄な検査は行うべきではなく，日帰り手術が増加している現在，evidenced based medicineに則り不必要な検査は極力行わないようにする[3)]。病院単位で，担当外科と麻酔科との間で，取り決めをしておく方がよい(表3)。

表3　術前に必要な臨床検査

| |
|---|
| ①ヘモグロビン値，あるいはヘマトクリット値 |
| ②血液生化学検査 |
| 　血糖値 |
| 　肝逸脱酵素 |
| 　尿素窒素とクレアチニン：高齢者 |
| 　血清カリウム値：利尿薬服用者や腎機能不全者 |
| ③血液凝固検査 |
| 　プロトロンビン時間，部分トロンボプラスチン時間：凝固異常が疑われる場合。 |
| ④尿一般検査：得られる情報は少ない。 |
| ⑤胸部X線写真：病歴や身体所見から胸部疾患が疑われる場合や高齢者。 |
| ⑥心電図：40歳以上。 |
| ⑦肺機能検査：高齢者や呼吸器合併症をもつ患者。 |

これらの検査は，病院の設備（集中治療室の有無），手術内容，患者年齢などにより適宜選択すべき種類のものである。特に，肺機能検査は必要な症例のみに行えばよい。

表4　American Society of Anesthesiologists（ASA）の全身状態分類（PS度）

| PS度 | 定　義 |
|---|---|
| PS-1 | 健常な患者 |
| PS-2 | 日常生活に支障のない程度の軽度の全身疾患をもっている患者<br>例：高血圧，慢性気管支炎，病的肥満，高齢 |
| PS-3 | 生活制限を要する程度の重度の全身疾患をもっている患者<br>例：コントロール不良な高血圧，血管病変を伴う糖尿病，狭心症，心筋梗塞の既往，活動制限を伴う呼吸器疾患 |
| PS-4 | 死亡の危険性を伴う重度の全身疾患をもっている患者<br>例：うっ血性心不全，不安定狭心症，重度の肺・腎・肝機能障害 |
| PS-5 | 手術を行わなければ死亡する患者<br>例：腹部大動脈瘤破裂，頭蓋内亢進圧症を伴う頭部外傷 |
| PS-6 | 移植ドナーとして臓器摘出を予定されている脳死を宣告された患者 |
| E（緊急手術） | 緊急手術を要するすべての患者 |

（American Society of Anesthesiologists. New classification of physical status. Anesthesiology 1963 ; 24 : 111. より改変引用）

＜ポイント5＞

以下のような病歴がある場合，麻酔科にコンサルトする。

①肝逸脱酵素：変動が大きい，あるいは最近上昇傾向にある場合。

②炎症所見：原因不明な炎症所見（CRPの上昇や熱発）がある場合。

③全身状態がある程度以上の生活制限を強いられるような状態の場合。

## II．術前状態の評価

麻酔科専門医にコンサルトすべき基準については各項目を参照する。しかし，一般的な考えとしては，“全身状態が生活制限を強いられるような合併症をもっている場合”にコンサルトを考慮すべきである。これには，アメリカ麻酔学会（American Society of Anesthesiologists：ASA）が提唱している術前全身状態分類（ASA physical status）があり（表4）[4]，これに照らし合わせて，全身状態がPS-3あるいはPS-4の場合，コンサルトすべきである。

### 参考文献

1） 麻酔科学ベーシック．稲田英一，津崎晃一，安田信彦監訳．東京：メディカル・サイエンス・インターナショナル；1996.

2） Cullen BF, Miller MG. Drug interactions in anesthesia. A review. Anesth Analg 1979; 58: 413－23.

3） 与五沢利夫．医療経済と術前検査．臨床麻酔 2000；24：1868－73.

4） American Society of Anesthesiologists. New classification of physical status. Anesthesiology 1963 ; 24 : 111.

# 2. 術前コンサルテーション

第2章　術前コンサルテーション

# 1　心・血管系疾患

札幌医科大学医学部麻酔科　講師　金谷憲明

## はじめに

心・血管系疾患の有病率は加齢とともに増加する。本邦でも，他の先進国と同様に急速な高齢化社会が迫っており，平成12年（2000年）で65歳以上人口は総人口の17.2％，平成27年（2015年）には25.2％と国民の4人に1人が高齢者となる。また，この年齢層は外科手術が最も多く行われることから，心・血管系のリスクを抱えた手術患者は今後急速に増加することが予想される。多くの場合，加齢，合併症の有無によって，手術手技の困難さは特に変化しないが，麻酔管理上のリスクのみが増加するため，術前評価における麻酔科医の役割はますます重要になってくる。

## I. 術前コンサルテーションの目的

術前の麻酔科コンサルテーションの目的は，早期周術期における心臓リスクの軽減にある。周術期の心臓イベントの発生は生命予後に直結する。そのため，リスク評価を行うことにより，予定されている手術の危険度と治療効果の判定を行い，患者にとって最も望ましい治療方針を示すことが重要となる。決して，手術のための免罪符を与えるものではない。ただし，依頼を受けた麻酔科医は，単回の手術に対して，心臓リスクが高く，危険だから行わないというだけではなく，長期的生命予後に関しても評価する必要がある。なぜなら，多くの患者ではその手術に際しての診察自体が，短期および長期心臓リスクに対する適正な評価を受ける最初の機会であるからである。

循環器内科医は心臓のリスクは評価できるが，手術のリスクは評価できない。外科医は手術のリスクは評価できるが，術中の心臓のリスクに気を配る余裕はない。この両方のリスクを天秤に掛け，全体のリスクを評価することができるのは麻酔科医をおいてなく，術前評価の重要性は極めて大きい。以下，周術期心血管系評価法として，1996年に発表されたACC/AHA Task Force Report（Guidelines for perioperative cardiovascular evaluation for noncardiac surgery）[1] を中心に述べる。その中でも特に重要なポイントは患者の治療に影響を与えないのならば，いかなる検査も実施すべきでないという点である。これはアメリカが極めて厳しいコスト抑制の下で医療を行っているためで，わが国の事情にそぐわないものと映るかもしれないが，現在の厳しい保健行政を考えれば，他国の事情と無視することはできない。

（注）
ACC：American College of Cardiology（アメリカ心臓学専門協会）
AHA：American Heart Association（アメリカ心臓協会）

## II. 術前における心臓評価の段階的アプローチ（図1）

ACC/AHA Task Force Reportで述べられている段階的アプローチ法を**図1**に示す。この方法で取り上げているリスクを決定する因子は，①患者の活動能力，②患者の現在の心機能，状態，③臨床的予測因子，④手術自体のリスク，の4つである。

アプローチの概略：手術に至るプロセスを8段階に分類し，それぞれの段階で手術の可否を決定する。まず，患者の周術期心・血管系リスク（心筋梗塞，うっ血性心不全，死亡）増大の臨床的予測因子（**表1**）により重度，中等度，軽度の3群に分類する。これにより，重度のリスク患者はステップ1，中等度リスク患者はステップ6，軽度リスク患者はステップ7へ進む。

### 1 患者の活動能力

metabolic equivalent（MET）：活動能力の指標で，安静時の酸素消費量（40歳男性，70kgで3.5mL/kg/min）を1 METとし，活動能力をMETの倍数で表現する（**表2**）。ACC/AHA Task Force Reportでは，4 METs以上を中等度，7 METs以上を良好とし，臨床的予測因子が中等度ないし軽度で，活動能力が4 METs以上であれば一応は手術可能な活動能力であるとしている。しかし，4 METsとは階段を1段上れる程度であり，この程度の活動性が手術に十分な心機能であるかどうかについては臨床研究も行われておらず，明らかではない。より高い活動能力基準を設けている心臓リスク評価法もあるが，いずれにしてもこのような臨床的質問票は簡便に施行できる反面，活動能力を推定するにすぎず，運動負荷試験のような客観性はない。また，外傷，高齢などのため活動性が制限あるいは不可能な患者では評価が難しく，この場合は他の評価法を考える。

### 2 患者の現在の心機能，状態の評価

侵襲的方法と非侵襲的方法があり，一般的には非侵襲的方法から行う。しかし，虚血性心疾患の存在が明らかに疑われ，心臓に対する治療が必要と判断される場合には，冠血管造影を最初に行っても良い。ただし，スクリーニング法としての冠血管造影法は危険度が有効性を上回るため行わない。具体的な方法やそれぞれの有効性については後述するが，現在行われている術前評価法には以下のものがある。

①非侵襲的術前評価法（侵襲の程度の小さなものから順に）：心電図（electrocardiogram：ECG，運動負荷ECG検査，ホルターECG検査），心エコー（ultrasound cardiography：UCG，ドブタミン負荷UCG），心筋灌流イメージング法（ジピリダモール-タリウム負荷試験）。

②侵襲的術前評価法：心臓カテーテル検査（心室造影），冠動脈造影法（coronary angiography：CAG）

安静時ECGで異常のある患者（左脚ブロック，ストレイン型左室肥大，ジギタリス投与）では，ECGによる虚血判定が困難なため負荷心エコー法，心筋灌流イメージング法が推奨されるが，頻拍が発生するような検査法では虚血とは無関係に壁運動異常を起こす

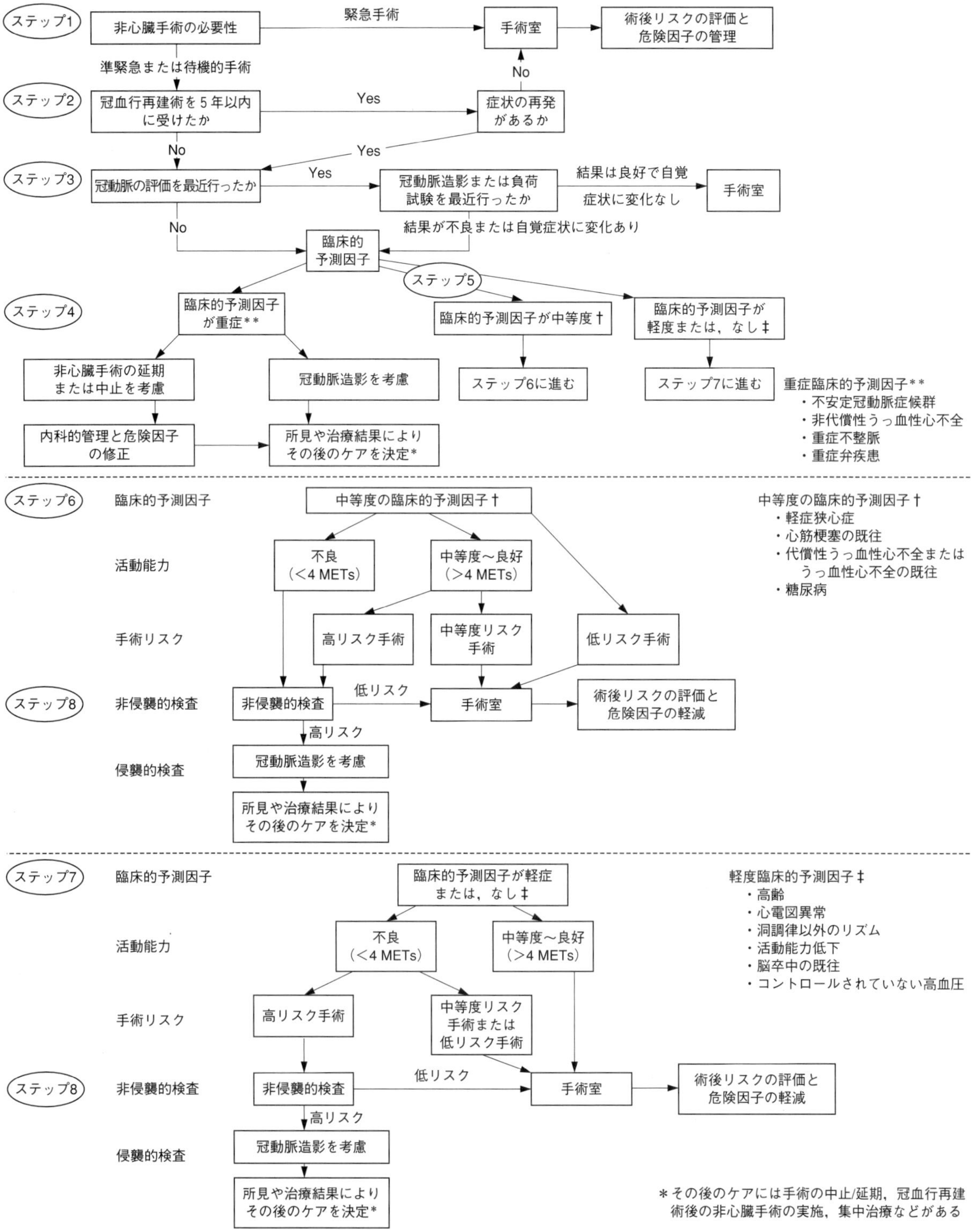


図1　術前における心臓評価の段階的アプローチ

（Eagle KA, Brundage BH, Chaitman BR et al. Guidelines for perioperative cardiovascular evaluation for noncardiac surgery : Report of the American College of Cardiology/American Heart Association task force on practice guidelines (committee on perioperative cardiovascular evaluation for noncardiac surgery) JACC 1996 ; 27 : 910-48. より改変引用）

表1　周術期心・血管系リスク（心筋梗塞，うっ血性心不全，死亡）増大の臨床的予測因子

**重症**
不安定冠動脈症候群
　心筋梗塞後早期（7～30日）で臨床症状や非侵襲的検査が重大な虚血リスク所見を示す場合。
　不安定狭心症または重症狭心症*（Canadian Class III-IV）
非代償性うっ血性心不全
重症不整脈
　高度房室ブロック
　基礎心疾患のある症候性心室性不整脈
　コントロールされない心室応答を伴う上室性不整脈
重症弁疾患

**中等度**
軽度狭心症（Canadian Class I-II）
病歴またはQ波から示される心筋梗塞の既往
代償性うっ血性心不全またはうっ血性心不全の既往
糖尿病

**軽度**
高齢
心電図異常（左室肥大，左脚ブロック，ST-T異常）
洞調律以外のリズム（心房細動など）
活動能力低下
脳卒中の既往
コントロールされていない高血圧

*活動性が低下している患者では安定狭心症でも含まれる。

狭心症のCanadian Class

| | |
|---|---|
| I | 歩いたり，階段を上ったりするような通常の労作では狭心症は起こらない。仕事やレクリエーションでの激しい長時間にわたる運動により狭心症が出現する。 |
| II | 日常生活にわずかな制限がある。1）急いで歩いたり，2）急いで階段を昇ったり，3）坂を登ったり，4）食後，寒い日，風の日，感情的にイライラしているとき，起床後数時間の間に歩いたり階段を昇って狭心症が起こる。3ブロック以上歩いたり，1階から3階まで普通の早さで昇ると，狭心症が起きる。 |
| III | 日常生活に著明な制限がある。1～2ブロック歩いただけで狭心症が生じ，1階から2階まで昇るだけで狭心症が生じる。 |
| IV | どのような肉体活動でも狭心症が起きる。安静時でも胸痛があることがある。 |

ことがあり（疑陽性所見），血管拡張薬（アデノシン，ジピリダモール）負荷（診断精度88～92％），心筋灌流イメージング法（診断精度36～60％）を用いるべきである。

## 3 臨床的予測因子（表1）

ここで述べられている心・血管系リスクの臨床的予測因子とは，

①重度予測因子：緊急を要する手術でなければ，その周術期管理には術中，術後を含めて特に注意が必要であり，十分に用意できなければ，手術の延期，中止を考える疾患。

②中等度予測因子：周術期心臓合併症リスクを増大させることが分かっている疾患で，患者の現在の状態を慎重に評価する必要があるもの。

表2　各種活動における推定エネルギー消費

| 活動 | 代謝率 |
|---|---|
| 仰臥位で安静にしている | 1 MET以下 |
| 食事<br>洗面 | 1.6 METs |
| トイレ<br>着替え | 2 METs |
| 炊事・掃除<br>ふとんを敷く | 2～3 METs |
| ぞうきんがけ<br>シャワー<br>ラジオ体操<br>平地で100～200mを通常の早さで歩く | 3～4 METs |
| 庭いじり（軽い草むしりなど） | 4 METs |
| 風呂 | 4～5 METs |
| 通常の早さで2階まで昇る | 5～6METs |
| 軽い農作業 | 5～7 METs |
| 平地を急いで200m歩く<br>雪かき<br>テニス・卓球 | 6～7 METs |
| ジョギング（8km/h程度）を300～400m行う<br>水泳 | 7～8 METs |
| なわとび | 8 METs以上 |

③軽度予測因子：独立して周術期リスクを増大することがまだ証明されていない心・血管系疾患の指標。

心・血管系リスクであるため，心機能の低下，急激な増悪が予想される病態が重症度の指標になるのは当然であるが，注目すべきことに，糖尿病の合併は中等度のリスクとされている。これは，糖尿病患者は一般人と比べて無症候性心筋虚血／心筋梗塞の発生率が高いためである。反面，高齢，心電図異常（左室肥大，左脚ブロック，ST-T異常），心房細動，活動能力低下，脳卒中，高血圧などは軽度のリスクと見なされ，これらがあるだけでは心・血管系のリスクが高いとは評価されない。ただし，高齢者は活動能力の低下のため心機能の評価を正確に行うことができず，心不全の症候を見逃す可能性があり，さらに心筋予備能の低下があるため，ひとたび心筋梗塞が発生した場合には死亡率は高いので，特別な注意が必要である。

## 4 手術のリスク（表3）

患者側の活動能力に問題がなく，臨床上心・血管系のリスクが少ない場合には手術自体が心臓リスクとなる。**表3**にACC/AHA Task Force Reportで述べられている手術リスクを示す。非心臓手術自体の心臓リスクは**表3**に示されているように，最も侵襲が大きいと思われている手術でもそれほど大きなものではないが，そのリスク判定にはいくつかの問題点がある。

まず第1に，これらの分類はアメリカの循環器内科医が行ったものであり，国ごとの事

表3　非心臓手術の心臓リスク分類

| |
|---|
| 高リスク（心臓リスク＞5％） |
| 　緊急大手術（特に高齢者） |
| 　大動脈や他の大血管手術 |
| 　末梢血管手術 |
| 　長時間手術で大量の体液シフト，失血が予想される手術 |
| 中等度リスク（心臓リスク＜5％） |
| 　頸動脈内膜除去術 |
| 　頭頸部手術 |
| 　腹腔内および胸腔内手術 |
| 　整形外科手術 |
| 　前立腺手術 |
| 低リスク（心臓リスク＜1％） |
| 　内視鏡手術 |
| 　体表手術 |
| 　白内障手術 |
| 　乳房手術 |

（Eagle KA, Brundage BH, Chaitman BR, et al. Guidelines for perioperaive cardiovascular evaluation for noncardiac surgery : Report of the American College of Cardiology/American Heart Association task force on practice guidelines (committee on perioperative cardiovascular evaluation for noncardiac surgery) JACC 1996 ; 27 : 910-48. より改変引用）

情による違い，内科医が手術のリスクを判定するなどの問題点もあり，わが国の臨床にそのまま当てはまるのかどうかという点が疑問である。特に，わが国ではアメリカのように手術成績の客観的な評価ができる環境には未だなく，麻酔科医の多くは手術のリスクは手術そのものより術者の技量の違いによるものが大きいと考える傾向がある。これは，他のリスクと比べ，手術リスクに関しては麻酔科医の努力が及ばない範囲にあり，麻酔科医がリスクを過大評価しがちな可能性もある。このためには，手術成績の公開とともに客観的な評価法が必要と思われる。

第2には，手術手技に起因する術中合併症の発生とその重症度については触れていない点である。内視鏡手術は低リスク手術に分類されており，手術侵襲が少なく，早期退院が望めることから近年盛んに行われているが，気胸の発生，血管損傷などの合併症も報告されており，一定の熟練が必要とされることから，必ずしも低侵襲とはいえない。特に，不慣れな術者では長時間手術になることも珍しくなく，高い気道内圧下での長時間人工呼吸は，肺合併症を有する患者や肥満者では問題となる。血管手術に比べ体表面の手術では心臓リスクが小さいことは知られているが，白内障などの高齢者に多い疾患に対して手術を行う場合には，前述したように加齢によるリスク増加も考慮に入れなくてはならない。

## III. 各種補助検査法の有効性（表4）

過去に報告された論文から各種術前検査法（運動負荷心電図，負荷シンチグラフィ，負荷心エコー，ホルター心電図）とそれによる異常所見の発生率ならびに実際の虚血イベン

表4　各種補助検査法

| 検査法 | 手術 | 報告数 | 異常率（平均） | 心イベント発生率 | 陽性予測率 | 陰性予測率 |
|---|---|---|---|---|---|---|
| 負荷ECG | 末梢血管手術<br>腹部大動脈瘤手術 | 10 | 17～70％<br>（40％） | 0～38％<br>（11％） | 0～81％<br>（20％） | 90～100％<br>（96％） |
| | 末梢血管手術<br>非心臓大手術 | 1 | 16％ | 32％ | 16％ | 93％ |
| ジピリダモール-タリウムイメージング | 血管手術 | 17 | 22～69％<br>（41％） | 3～10％<br>（7％） | 4～20％<br>（13％） | 95～100％<br>（99％） |
| | 非血管手術 | 6 | 23～47％<br>（34％） | 4～15％<br>（6％） | 8～67％<br>（28％） | 98～100％<br>（99％） |
| ドブタミン負荷心エコー法 | | 6 | 23～50％<br>（35％） | 2～15％<br>（6％） | 7～23％<br>（15％） | 93～100％<br>（99％） |
| 携帯型ECG | | 7 | 9～39％<br>（24％） | 2～16％<br>（7％） | 4～15％<br>（10％） | 84～99％<br>（95％） |

（Eagle KA, Brundage BH, Chaitman BR, et al. Guidelines for perioperative cardiovascular evaluation for noncardiac surgery : Report of the American College of Cardiology/American Heart Association task force on practice guidelines (committee on perioperative cardiovascular evaluation for noncardiac surgery) JACC 1996 ; 27 : 910-48. より改変引用）

ト発生率を調べると，検査法間でばらつきが大きいものの，異常所見の発生は約10～70％の患者で見られ，決して少ない比率ではない。実際の虚血イベント発生率は異常所見の0～38％とバラついており，そのため検査により異常所見となったものが実際に虚血イベントを発症するのは約20％程度である。また，これらの検査で異常所見を認めないもので虚血イベントを認めなかったものは約97％である。したがって，以上の結果から，術前の非侵襲的検査法で周術期の心虚血イベントを予測する際，陽性所見が得られていても，イベントが発生しないことが多い（すなわち，心配したような危険なことはなかった，ということになる）。反対に，これらの検査法で異常所見を認めない場合は，ほとんどの症例で心虚血イベントを起こさないと予想することができる（それでも2％程度の危険は残る）。

### 1 運動負荷ECG検査（感度68％，特異度77％）

比較的簡便に行え，広く用いられている。トレッドミル運動による運動負荷が通常用いられるが，できない場合には上肢エルゴメータ試験を行う。これらの試験で年齢最大心拍数を達成できればほぼ問題なく手術可能である。反対に，低い運動負荷で心電図異常を認めるものは周術期心イベントリスク，長期リスクが増大する。しかし，検出感度は狭窄の程度と病変の範囲で異なる。

- 1枝病変：運動耐容能が十分保たれていれば，半数で運動負荷ECG検査は正常
- 多枝病変：感度81％，特異度66％
- 3枝病変・左冠動脈主幹部（LMT）病変：感度86％，特異度53％

### 2 負荷シンチグラフィ（感度90％，特異度70％）

特別な設備を必要とし，比較的高価な検査であるがその診断的価値が高いことから最近多くの報告がなされている。核種としては一般にタリウム（$^{201}$Tl）が用いられ，単純シン

チグラムより断層像（single photon emission computed tomography：SPECT）の方が冠血管疾患に対して診断能力が高い。しかし，使用する核種，負荷の方法によって感度，特異度は異なる。最も多く用いられているのはジピリダモール-タリウム負荷試験であり，タリウム再分布を観察することにより欠損部位の存在から虚血リスク部位の確認と範囲の広がりを推測できる。ジピリダモールは心筋でのアデノシンの取り込みを抑制し，組織，血中のアデノシン濃度を上昇させて，冠血管拡張をきたし冠血流量を増加させる。正常血管ではこの血管拡張は大きいが，狭窄のある血管では拡張が起こりにくいため血流の不均衡が発生，重度の狭窄ではcoronary steal現象が起こる。したがって，心筋血流の動的診断法として極めて有効であり，運動負荷も不要なことから，活動性の低下した患者に対する診断法として優れている。

この検査法の最大の特徴は陰性予測率がほぼ100％と極めて高いことであり，周術期心リスクの判定に極めて有効であると思われる。負荷の方法としては，運動，ジピリダモールの他にアデノシン，ドブタミン（20～40μg/kg/min）負荷試験があり，それぞれ特徴があるものの，測定感度はジピリダモールを上回らない。

### 3 ドブタミン負荷心エコー法（感度85％，特異度86％）

実際に心臓に負荷をかけて，発生する壁運動異常を調べるもので，より実際の周術期心リスクをあらわすと思われる。しかし，陽性および陰性の結果判定基準は，局所壁運動の主観的分析に基づいており，検査者間でばらつきが大きいのが欠点である。しかし，運動負荷が不要な点など，活動能の低下した患者の評価が行えるといった利点も有する。術前のリスク評価にドブタミン負荷心エコー法を用いた結果では，陽性率は23～50％で，陽性者が実際に心筋梗塞，死亡をきたすのは7～23％であった。陰性予測率はほぼ100％であり，本試験で陰性であったものが心イベントを起こす確率はきわめて低いといえる。

### 4 ホルター心電図

検査時間，結果解析に時間がかかるなどの欠点はあるものの，検査自体が患者に与える身体的負担はほとんどない。大血管手術の術前ST変化は約25％の患者で認められており，周術期心筋梗塞，心臓死の予測率はジピリダモール-タリウムイメージングとほぼ同程度である。

### 5 どの検査法を選択するか？

第一選択は，活動能力の推定が可能な運動負荷心電図検査である。心エコー，心シンチグラフィは同程度の検出力だが，ベッドサイドで行える簡便さではエコーの方が有効である。安静時心電図に異常の見られる場合（左脚ブロック，左室肥大，ジギタリス）は心エコー，心シンチグラフィを考慮。運動負荷のできない場合は非運動負荷試験（ジピリダモール，ドブタミン）を用いる。

## IV．疾患別アプローチ

### 1 冠動脈疾患

すでに冠動脈疾患を有することが術前から明らかな場合には，その重症度を分類することにより，重症な症例には冠動脈再建をまず行うといった周術期管理を行う。重症度判定の際に特に注目すべき点は，①虚血にさらされる心筋の量，②虚血症状を起こすストレスの程度，③残存心室機能であり，これらに重点を絞って重症度判定を行う（**表5**）。

高齢，糖尿病などの合併は，単に冠動脈疾患を起こしやすくするのみならず，周術期の代謝異常，感染症合併などを起こしやすくし，ストレスの増大をきたす。特に，糖尿病患者は無症候性心筋虚血や心筋梗塞をきたしやすく注意を要する。高齢者は，年齢的に冠動脈疾患の発生率が上昇することと，心予備能の低下が大きく，心イベント発生時の死亡率が高くなっている。女性は一般に閉経前の冠動脈疾患発生率は男性より約10年遅いが，糖尿病合併では性別による違いはなくなる。

## 2 高血圧

中等度の高血圧症自体は周術期心血管系合併症の危険因子ではないが，高血圧症はしばしば冠動脈疾患患者に見られることから，危険性を考慮するうえで重要である。一般に高血圧合併患者は術中に血圧変動をきたしやすい。術中の過度の血圧変動は心筋虚血を起こすことがあり，術前・術中を通して血圧をコントロールすることは周術期心イベント軽減のために重要である。高血圧症の中でも，最近発症したものは褐色細胞腫，腎動脈狭窄，大動脈狭窄，アルドステロン症といった二次性高血圧症を除外する必要があり，精査終了まで手術を延期する。降圧薬（特に$\beta$遮断薬，クロニジン）を服用している患者では，術

**表5　心電図モニタリング下負荷試験における虚血反応の予後予測分類**

| |
|---|
| 冠動脈疾患確診例または疑診例 |
| 高リスク |
| 低レベル運動（＜4 METsまたは心拍数が＜100 bpmまたは年齢予測値の＜70％）により誘発される虚血（以下の一つ以上）。 |
| 　STの水平型または右下がり型の＞0.1mVの低下 |
| 　非梗塞部誘導におけるSTの＞0.1mVの上昇 |
| 　5つ以上の誘導での異常 |
| 　労作後＞3分の持続性虚血反応 |
| 中等度リスク |
| 中レベル運動（4～6 METsまたは心拍数が100～130 bpmまたは年齢予測値の70～85％）により誘発される虚血（以下の一つ以上）。 |
| 　STの水平型または右下がり型の＞0.1mVの低下 |
| 　典型的狭心症 |
| 　3～4以上の誘導での異常 |
| 　労作後＞1～3分の持続性虚血反応 |
| 低リスク |
| 虚血の所見がないか，高レベル運動（＞7 METsまたは心拍数が＞130 bpmまたは年齢予測値の＞85％）により誘発される虚血。 |
| 　STの水平型または右下がり型の＞0.1mVの低下 |
| 　非梗塞部誘導におけるSTの＞0.1mVの上昇 |
| 　典型的狭心症 |
| 　1～2の誘導での異常 |

（Eagle KA, Brundage BH, Chaitman BR, et al. Guidelines for perioperative cardiovascular evaluation for noncardiac surgery : Report of the American College of Cardiology/American Heart Association task force on practice guidelines (committee on perioperative cardiovascular evaluation for noncardiac surgery) JACC 1996 ; 27 : 910-48. より改変引用）

前に急に投薬を中止するとwithdrawal症候群により高血圧をきたすことがあるので，投与は継続する。ただし，アンギオテンシン変換酵素阻害薬（ACEI）は，投与により術中血圧低下を認めることがあるので，手術の24時間前に中止する。

### 3 うっ血性心不全

うっ血性心不全を合併している場合，非心臓手術のリスクは著明に増大する。ただし，その際の周術期管理の注意点は，心不全の重症度，原因によって異なる。心不全が進行性で予備能が著しく低下している場合には死亡する可能性を考慮する必要がありICU管理が必要となるが，程度が軽い場合には単に周術期に一過性の心不全の悪化が起こり，強心薬，利尿薬，体液管理で十分である。したがって，術前での心不全の状態評価ができているかどうかで，治療方針や予後が異なる。

### 4 心筋症

心筋症自体が周術期心リスクを高めるかどうかは，明らかではない。ただ，心筋症の原因によっては特殊な注意が必要となる。アミロイドーシスは浸潤性疾患であり，心収縮または拡張機能不全を起こす可能性があり，さらに伝導系障害による心ブロック，心室性不整脈を起こすことがあるので注意が必要である。心不全症状があったり，既往があった場合には，たとえ内科的治療で効果が得られていても心予備能を予想するために術前に心エコーなどの左心室機能検査を行うべきである。

### 5 弁膜症

疾患によって管理は異なるが，重症度によっては心臓手術を優先させる必要があるので慎重に評価する。大動脈弁狭窄は狭窄が高度になると心筋虚血を起こしやすく，周術期リスクを増大する。狭窄が高度かつ症候性の場合には，非心臓手術は延期または中止する。手術が必要な場合には，大動脈弁置換術を行ってからとする。僧帽弁狭窄は，狭窄が高度かつ高リスク手術が予定された場合には，術前に弁形成術（バルーンまたは開胸）を行う。狭窄が軽～中等度の場合は術中・周術期に頻脈（肺うっ血を起こす）を避け，心拍数をコントロールする。大動脈弁逆流は細菌性心内膜炎の発症予防に努める。特に，逆流量の少ない症例ほどジェット流を生じやすく心内膜炎をきたしやすい。著しい徐脈は拡張期の延長により逆流量が増加する。頻脈は逆に拡張期を短縮し，逆流時間が短縮する。僧帽弁逆流が高度な場合には周術期の体液管理が重要であり，高リスクの手術を受ける場合には集中治療室で肺動脈カテーテルでモニターしながら後負荷の軽減と利尿薬の投与を行う。エコー検査などによる左室駆出率の測定は逆流により過大評価する可能性があり，駆出率が軽度低下している場合でも心予備能が大きく低下していることがあるので注意が必要である。

### 6 不整脈・伝導障害

不整脈と伝導障害は高齢者によく見られるため，今後ますますその頻度は増加すると思われる。上室性不整脈，心室性不整脈は単独で周術期心イベントを引き起こすというよりは，基礎にある心肺疾患の増悪を引き起こしてリスクを高めるので，基礎心肺疾患，薬物毒性，代謝異常の存在を術前に検討する必要がある。上室性不整脈は心筋酸素需要を増大し，冠動脈疾患患者では心筋虚血を引き起こすことがある。副伝導路を有する患者では，心房細動から心室細動を引き起こすおそれがある。しかし，単なる心室性期外収縮で，心筋虚血，心室収縮不全を起こさなければ特に治療を必要とせず，予後は良好である。

完全房室ブロックは，一時的または恒久的なペーシングが必要となる。しかし，単なる心室内伝導遅延で，術前検査で初めて指摘されたものであれば，周術期に完全ブロックに移行することはまれであり，経皮的ペーシングの用意で十分に対応可能である。

### 7 静脈血栓塞栓症／末梢動脈疾患

血管疾患の中でも血栓によるものは，欧米人に多く日本人には少ないといわれていたが，生活の欧米化に伴いわが国でも増えている。これらに関しては，発症すると重篤な合併症をきたすことが多いので，術前から予防処置を行うことが必要である。

●原因：高齢，長期の運動不能，麻痺，静脈血栓症の既往，悪性腫瘍，大手術（特に腹部，骨盤，下肢），肥満，静脈瘤，心不全，心筋梗塞，脳卒中，骨盤骨折，大腿骨骨折，下肢骨折，止血機能異常による凝固亢進，エストロゲン投与

●予防法：弾性ストッキング，低用量ヘパリン皮下投与，低分子ヘパリン，低用量ワーファリン，間欠的空気式圧迫（intermittent pneumatic compression：IPC）

●診断法：インピーダンスプレチスモグラフィ，超音波検査

## V. 術前患者管理

### 1 冠動脈バイパス術

周術期心臓リスクの軽減を目的として予防的に冠動脈バイパス術を行うことの有効性はまだ証明されていない。術前に冠動脈バイパス術を行った群と行わなかった群とで比較して，バイパス術を行った群の方が長期生存率が良かったという報告がいくつかされている。しかし，これらはバイパス術自体の危険性を考慮しておらず，無事手術を乗り切ったものを対象としている。もしくは，冠動脈バイパス術が可能な症例だけを選んで術前にバイパスを行っている可能性があり，結果の評価に何らかのバイアスが含まれることを否定できない。したがって，術前に冠動脈バイパスを行うかどうかを考える際には，2回の手術による短期心リスクの可能性，さらに長期間の心リスクの判定が重要である。

### 2 冠動脈形成術

術前に経皮的冠動脈形成（percutaneous transluminal coronary angioplasty：PTCA）を行うかどうかについては，冠動脈バイパス術とほぼ同様である。本法は手術に比べより低侵襲で行えることから多くのプアリスク症例に試みられているはずであるが，その有効性を示すデータは十分ではない。冠動脈バイパス術とは対象基準が若干異なり，患者の選択にバイアスが加わっている可能性は否定できないものの，両者を比較した研究ではバイパス術群の方がやや長期生存率がよく，長期心イベントの発生が少ないようである。冠動脈形成術後どのくらいの間隔で手術を行えばよいかの明確な基準はない。術直後は動脈リコイル，急性血栓ができやすいので，手術まで数日間はあけた方がよい。ただ，1～2カ月以上遅らせる場合では，形成部の再狭窄が起こる可能性が高くなる。再狭窄は形成術後6カ月以降は起こりにくいので，半年～5年以内にPTCAを行っていて無症候性で活動性良好な患者では十分な予防的効果が期待できる。

### 3 ペースメーカ

予防的なペースメーカ留置は恒久的ペースメーカが適応となる患者にのみ行う。心室内伝導遅延，2枝ブロック（左脚前枝ブロックまたは後枝ブロックを伴う右脚ブロック），左脚ブロックでは，欠神発作，高度の房室ブロックを伴わなければ一時的ペースメーカも必要としない。ペースメーカがすでに装着されている患者では，機能が正常か，バッテリは十分か，どの程度ペースメーカに依存しているかを調べる。完全にペーシングに依存している患者では，電気メスの使用に制限をつける。対策としては，①電極板をペースメーカや心臓からできるだけ離してつける，②電気メスの使用は短時間とする，③ペースメーカのモードを uninhibitory に固定する，④バイポーラを使用する，などがある。埋め込み型除細動器や抗頻拍装置は手術開始前にオフにして誤作動を防ぐ。

## 症例呈示

### ■症　例

54歳，男性。大腿骨頭壊死に対し人工骨頭置換術を予定した。6カ月前に胸部痛があったので術前評価を依頼された。胸部痛はそれ以降ない。既往歴として44歳時に悪性リンパ腫，47歳時に反対側の大腿骨頭置換術を受けており，特に問題はなかった。現在，特に自覚症状はない。冠血管危険因子として，喫煙（20本／日，36年間），軽度の高脂血症（総コレステロール223mg/dL），家族歴（母親がAMI），肥満（BMI：25kg/m$^2$）があった。

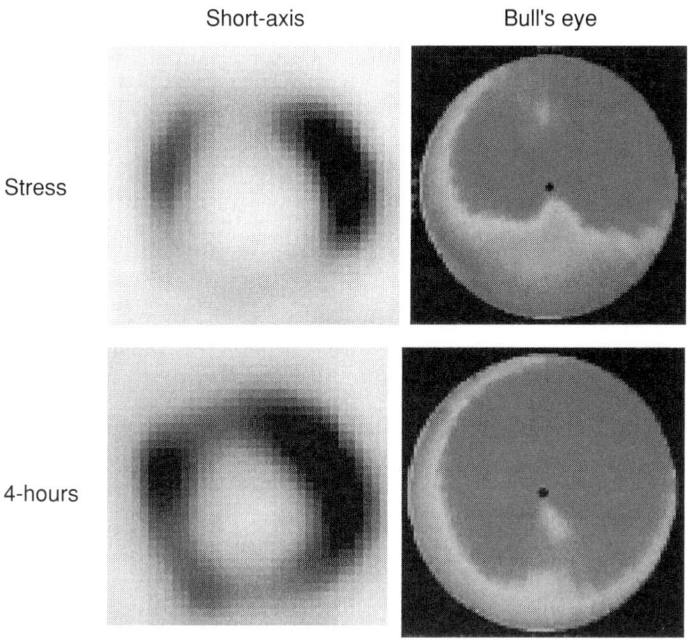


図2　症例のジピリダモール-タリウム負荷シンチ

ジピリダモール負荷$^{201}$Tl早期像（上段2つ）と後期像（下段2つ）の短軸断層像（左側2つ）とBull's eye表示（右側2つ）。

ジピリダモール負荷早期像で前壁，中隔，下壁の血流低下があり，後期像で分布の改善が明らかで，LAD，RCA領域の虚血病変が示唆される。

心電図は有意な変化を認めなかった。

**■対　応**

危険因子，自覚所見から虚血性心疾患を疑い，非侵襲的検査としてジピリダモール-タリウム負荷シンチを行った。その結果，LAD，RCA領域に再分布を認め（図2），冠血管造影で狭窄部位が見つかり，冠血管形成術を行い，6カ月後に人工骨頭置換術を行った。周術期に何ら心イベントを認めず，軽快退院した。

**■ポイント**

手術自体は中等度リスクであり，7年前の手術も特に問題なく行われている。通常はそのまま手術になってしまいそうなケースだが，非侵襲的術前検査で虚血性心疾患の存在が明らかになった。たとえ以前の手術が成功していても，自覚所見を見逃さずに聴取することは重要である。

## 参考文献

1）Eagle KA, Brundage BH, Chaitman BR, et al. Guidelines for perioperative cardiovascular evaluation for noncardiac surgery: report of the American College of Cardiology/American Heart Association task force on practice guidelines (committee on perioperative cardiovascular evaluation for noncardiac surgery). JACC 1996; 27: 910－48.

第2章　術前コンサルテーション

# 2 呼吸器系疾患

札幌医科大学医学部麻酔科　講師　山蔭道明

## はじめに

手術適応が拡大され，さらに麻酔の安全性の向上に伴い，特に高齢者が手術・麻酔を受けるケースが多くなった。高齢者は循環器疾患のみならず，肺気腫に代表される慢性閉塞性肺疾患などを合併していることが多く，手術・麻酔上問題となる。ここでは，肺疾患を合併している患者が手術・麻酔に臨む場合，どの程度の重症度の場合に麻酔科専門医にコンサルトすべきであるのか，また相談を受けた場合にどのようなリスク評価を行い，それに対してどのような処置を行えば，周術期呼吸器合併症の発生率を減少させ，患者のQOLを向上させうるのか，をポイントに述べる。

## I. 呼吸器合併症の定義[1)]（表1）

循環器疾患と異なり，呼吸器合併症の検討を行う場合は，その定義そのものが問題となる。①肺炎（確診，疑診を含む），②呼吸不全（機械的補助呼吸を要する），ならびに③気管支痙攣を含むのは異論がないところであるが，医師によっては④説明のつかない熱発，⑤過剰な喀痰，⑥異常な呼吸音，⑦排痰を伴う咳，⑧無気肺，ならびに⑨低酸素血症をも含むことがある。いずれにせよ，呼吸器合併症は多岐にわたり，かつかなりの頻度で発症する。待機の腹部手術の場合は，循環器合併症よりも頻度が高く，そのために入院期間が延長するともいわれる。

## II. 呼吸器合併症の要因[1)]（図1）

麻酔薬：呼吸中枢や呼吸筋の抑制による低換気，ならびに機能的残気量の減少に伴う無

表1　呼吸器合併症の定義

| |
|---|
| ①肺炎：確診・疑診を含む |
| ②呼吸不全：機械的補助呼吸を必要とするもの |
| ③気管支痙攣 |
| ④その他：説明のつかない熱発，過剰な喀痰，異常な呼吸音，排痰を伴う咳，無気肺，低酸素血症 |

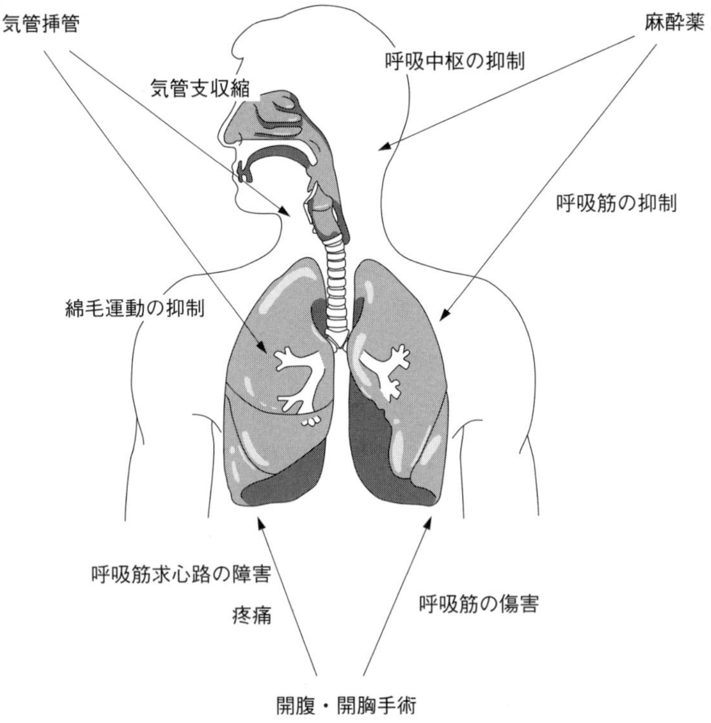


図1　呼吸器合併症の主な原因

気肺の形成が原因となる。しばしば麻酔薬の効果は術後も残存する。

腹部・開胸手術：切開による呼吸筋の傷害，ならびに疼痛による呼吸運動の制限により，換気や排痰が困難となる。上腹部臓器操作による呼吸筋求心路神経の障害も呼吸器合併症の原因の一つとして重要である。

気管挿管：気管挿管による刺激や炎症性物質の放出による気管支の収縮（喘息や気管支痙攣の誘発）を引き起こす。また，乾燥した麻酔ガスや気管挿管に伴う線毛運動の抑制が痰の排出を阻害する。

## III. 呼吸機能検査[2)]

呼吸機能検査のもつ意味を十分に理解し，担当外科医や患者への説明に役立てる。呼吸機能検査には，いわゆるスパイログラフィを用いた検査以外にも数多くの検査がある。それぞれの指標の正常値は**表2**に示した。

### 1 スパイログラフィ

スパイロメータを用い，肺容量の変化量およびその時間経過を記録することにより，肺活量，1秒量，1秒率，最大中間呼気速度，最大換気量，分時換気量などの換気能力を測定する（図2）。

表2　呼吸機能検査の評価基準

●肺活量（VC）：Baldwinらの予測式
男性　（2.763－0.0112×年齢）×身長（m）
女性　（2.178－0.0101×年齢）×身長（m）

●%肺活量（% VC）＝実測肺活量（吸気肺活量）／予測値×100 %

●TiffeneauらのFEV$_{1.0}$ %＝1秒量／実測肺活量×100 %

●1秒率（FEV$_{1.0}$ %）：Berglundらの予測式
男性　91.79－0.373×年齢
女性　91.11－0.261×年齢

●最大中間呼気速度（MMF）：Schmidtらの予測式（mL/sec：坐位）
男性　51×身長（cm）×1/2.54＋2,954－46×年齢
女性　43×身長（cm）×1/2.54＋2,243－37×年齢

●動脈血酸素分圧：Sorbiniらの予測式および正常値（mmHg）
$Pa_{O_2}$＝109－0.43×年齢
$Pa_{CO_2}$＝40.1
pH＝7.3

●残気量：Cotesの予測
男性　2.7×身長（m）＋0.017×年齢－3.45
女性　3.2×身長（m）＋0.009×年齢－3.90

●flow-volume曲線：滝島らの予測式

| 年齢 | ＜17 | 20-29 | 30-39 | 40-49 | ＞50 |
|---|---|---|---|---|---|
| $\dot{V}_{50}$／身長 | 2.8 ± 0.6 | 3.3 ± 0.5 | 3.3 ± 0.8 | 2.7 ± 0.5 | 2.3 ± 0.8 |
| $\dot{V}_{25}$／身長 | 1.4 ± 0.3 | 1.5 ± 0.3 | 1.4 ± 0.4 | 0.9 ± 0.2 | 0.7 ± 0.3 |

$\dot{V}_{50}$／$\dot{V}_{25}$は3.0以上で異常。

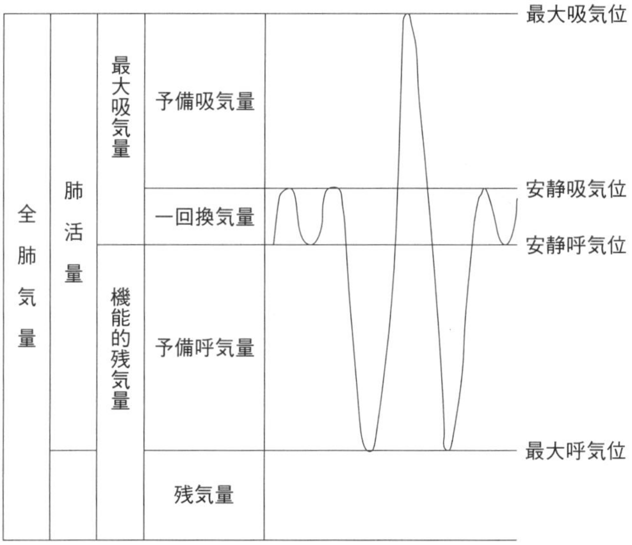


図2　肺気量分画とその名称

#### 1）%肺活量（% vital capacity：% VC）

最大呼気位から最大吸気を行わせた際に求められる肺活量を吸気肺活量といい，これを肺活量とする（吸気肺活量）。一般に肺活量の評価は，実測肺活量をBaldwinらの予測式から得られた予測値で割ったパーセンタイル（% VC）として求める。正常値は80％以上である。一般的に拘束性肺疾患の指標として用いられ，肺線維症などの場合に低下する。

#### 2）1秒率（forced expiratory volume at 1.0 sec %：$FEV_{1.0}$%）

最大吸気位から力いっぱい呼出した際の最初の1秒間で得られる肺気量を一秒量という。それを実測の肺活量で割ったパーセンタイル（$FEV_{1.0}$%）を1秒率という（Tiffeneauの1秒率）。正常値は70％以上である。1秒率の低下は呼気閉塞現象を示し，肺気腫や気管支喘息などの慢性閉塞性肺疾患で特徴的である。

#### 3）最大中間呼気速度（maximum midexpiratory flow：MMF）

最大努力呼気曲線の25％肺活量より75％肺活量までの肺活量の中間50％を呼出するときの平均呼気速度（L/sec）を表す。

### 2 動脈血ガス分析

呼吸機能の最終目的は，動脈血の酸素化および炭酸ガスの排出にあるため，動脈血ガス分析検査の臨床的意味は大きい。動脈血酸素分圧の低下または炭酸ガス分圧の上昇が起こっている状態を呼吸不全という。

#### 1）動脈血酸素分圧（$Pa_{O_2}$）

空気中には約20.1％（150mmHg）の酸素が含まれている。肺胞に至ると，主に飽和水蒸気圧と炭酸ガス分圧により酸素分圧は約100mmHg程度まで低下する。通常，問題とならない換気血流不均等ならびに肺毛細血管への拡散障害により，動脈血酸素分圧は95mmHgとなる。動脈血酸素分圧は主に年齢によって正常値が変化する。

#### 2）動脈血炭酸ガス分圧（$Pa_{CO_2}$）

動脈血炭酸ガス分圧は，①組織呼吸によって産生された$CO_2$産生量と，②有効肺胞換気量（換気量から死腔換気量を差し引いたもの）とによって決定される。身体の代謝量に極端な変化（甲状腺機能異常，運動時，発熱時など）が起きない限り，換気量（有効肺胞換気量）に依存するといってよい。つまり，高炭酸ガス血症は低換気を意味し，低炭酸ガス血症は過換気を意味する。

#### 3）動脈血pH

通常は，7.4と極めて狭い範囲に調節されている。換気量の変化に伴って変化する炭酸ガス分圧に敏感に反応し，それぞれ呼吸性アシドーシス，呼吸性アルカローシスを示す。慢性化すると，腎による調節を受けて，正常に保とうとする。

### 3 機能的残気量と残気量

残気量はスパイログラフィで求めることができず，ガス希釈法（ヘリウム法），物理学的方法または放射線学的方法によって求められる。機能的残気量（functional residual capacity : FRC）は，安静呼気位において肺，気道系に存在する空気量を表し，この空気容量は，実際にガス交換の機能に携わっている量で，臨床的に重要である。

#### 1）機能的残気量

機能的残気量は，静的状態下で①肺の弾性収縮力と②胸郭弾性拡張力および③肺・胸郭気道系（特に肺・気道系）の粘性抵抗の三者によって決まる。例えば，肺の弾性収縮力が弱くなる肺気腫ではFRCが増加し，その逆に肺線維症では減少する。麻酔により胸郭弾性拡張力が減弱するとFRCが減少し，また肥満，腹水や腹腔内ガスなどの増加があり，腹腔内圧が上昇すると横隔膜が上昇し，FRCは減少する。

### 4 flow-volume曲線

通常の1秒率を測定する際に行う最大努力呼気によって得られる呼気流速と呼気量との関係を表す曲線をいう（maximum expiratory flow-volume［MEFV］曲線）。①パターン認識が容易なこと，②各肺気量位での呼出障害の程度が敏感に検出できること，さらに③低肺気量位での閉塞性障害の検出が簡単であることが特徴である。

●$\dot{V}_{50}$，$\dot{V}_{25}$，$\dot{V}_{50}$／$\dot{V}_{25}$：$\dot{V}_{50}$は50％肺活量での呼気速度，$\dot{V}_{25}$は25％肺活量での呼気速度，$\dot{V}_{50}$／$\dot{V}_{25}$はそれらの比を意味し，特に低肺気量時の呼気速度の減少が末梢気道病変の検出パラメータとして有用である。

## IV．術後呼吸器合併症のリスクの評価

### 1 評価法

心疾患の評価に関しては，1996年にAmerican Heart Associationの調査委員会が「心疾患患者の非心臓手術に対してのリスク評価」に関するガイドライン[3]を出しており，評価に値する基準となっている。一方，呼吸器合併症のリスクに関しては，数多くの研究が行われているにもかかわらず，一定の基準がないのが現状である。つまり，“肺気腫や気管支喘息にはこの方法で対処する”なる基準が存在しないわけである。よって，呼吸器疾患に関しては，個々の疾患に対して対策をとるのは意味がなく，多くの因子を総合的に考慮して以下に述べる術前処置を行うことが大切となる。

手術部位（特に胸郭，上腹部），喫煙歴，および呼吸器疾患が呼吸器合併症のリスク項目になることに関しては異論のないところである。しかし，血液ガス分析を含む肺機能検査は，肺切除術後の肺機能を評価するのには有用であっても，一般の術後肺合併症のリスクを評価するパラメータとしては有用でない[4]。例えば，喫煙者でかつ重篤な肺疾患をもった患者の腹部手術後のリスクを評価するのに，一秒率は単独の重要なリスク因子とはなりえない。肺機能検査自体も，術前の処置や肺機能訓練の効果を見る指標としては有用であるが，ルーチンの術前の肺機能検査の施行は意味がないどころか，労力やお金の無駄である。

したがって，手術術式や年齢，さらに肥満や呼吸器合併症の既往歴の内容から，術後肺合併症のリスクを評価した方がよいと考えられる対象を選択し，奥津[5]が示したようないくつかのパラメータを考慮した評価法を利用することが勧められる。われわれは，この評価法にさらに肥満度と喫煙歴を加えた評価法（**表3**）を検討した結果，術後の肺合併症の発生率ならびに重症度とよく一致した（**図3**）[6]。パラメータは，①肺機能，②血液ガス分析，③年齢，④全身状態，⑤手術部位，⑥手術時間と予想出血量，⑦肥満度，ならびに⑧喫煙歴であり，肺機能のみの配点を他のパラメータの2倍とし，合計点で評価する。合計点が19点以上で術後肺合併症の発生率が増加し，24点以上では肺合併症が原因で死亡に至るものもある。

表3　術後肺合併症発生予測表

| 配点 | 肺機能（%）* | 血液ガス（mmHg） | 年齢（歳） | 全身状態 | 手術部位 | 手術時間（hr）・出血量（ml） | 肥満度（BMI） | 喫煙歴（本数×年数） |
|---|---|---|---|---|---|---|---|---|
| 3 | $FEV_{1.0}$%＜50 | $Pa_{O_2}$＜50 かつ $Pa_{CO_2}$＞50 | ＞70 | 悪い | 食道 肺 | 手術時間＞4 または 出血量＞2000 | ＞40 | ＞800 |
| 2 | $FEV_{1.0}$% 50〜70 または %VC＜50 | $Pa_{CO_2}$ 正常 かつ $Pa_{O_2}$＜60 | 60〜70 | やや悪い | 上腹部 | 手術時間 3〜4 または 出血量 1000〜2000 | 30〜40 | 400〜800 |
| 1 | %VC 50〜80 | $Pa_{CO_2}$ 正常 かつ $Pa_{O_2}$＞60 | 40〜60 | 普通 | 下腹部，他 | 手術時間＜3 または 出血量＜1000 | ＜30 | ＜400 |

$FEV_{1.0}$%：一秒率，%VC：%肺活量，$Pa_{O_2}$：動脈血酸素分圧，$Pa_{CO_2}$：動脈血二酸化炭素分圧，BMI：body mass index（体重[kg]／身長$^2$ [$m^2$]）

*肺機能についてはスコアの配点を2倍とし，点数を合計する（9〜27点）。

20点以上：術後肺合併症発生の可能性が極めて高く，厳重な監視と積極的な処置が必要。

15〜19点：術後肺合併症発生の可能性が十分に考えられる．注意深い観察あるいは予防的処置が必要。

9〜14点：通常の観察を行う。

（奥津芳人．低肺機能患者の術前評価と準備．消化器外科 1982 ; 5 : 1137-44．より改変引用）

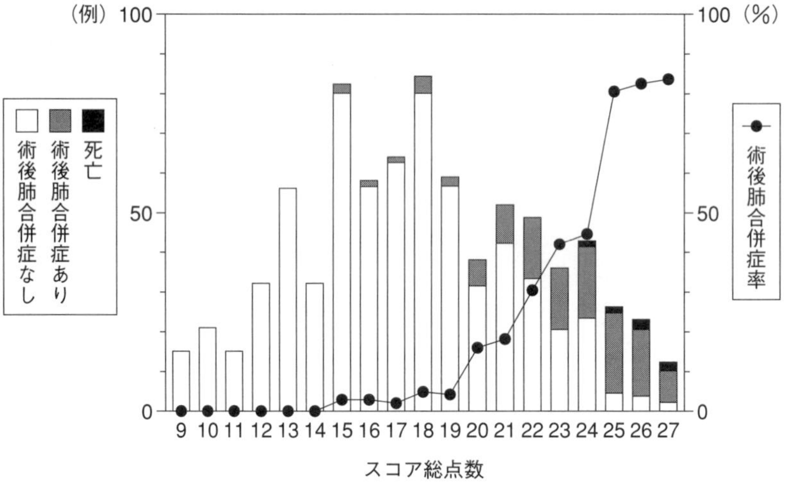


図3　スコア点数別の術後肺合併症発生の割合
（鳥谷部政樹，山蔭道明，川股知之ほか．術前外来受診システムを利用した術前合併症患者のリスク評価．麻酔 1998 ; 47 : 888-93．より引用）

## 2 麻酔科コンサルトの基準

表3の術後肺合併症発生予測表で15点以上であれば，十分な時間的余裕をもって事前に麻酔科専門医に相談する。19点以上であれば，術後の集中治療室への入室も考慮する。

この表3から判断できないものとして，気道感染，気胸，間質性肺炎，排痰を伴う咳などが挙げられる。手術侵襲ならびに手術の緊急性の程度から，手術の延期，患者への説明，ならびに処置を考慮する。

1）気道感染

かぜ症候群あるいはウイルス感染によって気道感染症状が認められる場合には，気道過敏性が亢進しているのみならず，無気肺を伴っていることも多く，注意が必要である。去痰薬，抗生物質，気管支拡張薬などで対処する。小児では，臨床症状が消失しても2週間程度は気道過敏性が亢進しているため，手術内容や社会的背景を考慮して延期を考慮する。成人の場合には，臨床症状，胸部X線写真，ならびに聴診所見を総合的に判断し，手術の是非ならびに延期を決定する。

2）気胸

気胸の程度は胸部X線写真のみでは判断できないことが多く，必要に応じてCTを撮影し，その程度を把握する。進行するようであれば，胸腔ドレナージを挿入するなどの処置を行ったうえで手術時期を考える。手術目的が気胸であれば，その限りではない。

3）間質性肺炎

手術・麻酔の侵襲により術後増悪し，死亡に至る症例があり注意が必要である。少なくとも，臨床症状やSP-Dなどの気道上皮細胞由来血清マーカーなどが安定していることが重要となる。高濃度酸素の暴露を避け，ステロイドを投与されている患者ではステロイドカバーも考慮する。

4）排痰を伴う咳

気管支拡張薬，去痰薬，抗生物質などを投与し，できるだけ痰や咳の症状を軽減させてから手術に臨む。

## V. 術前処置

前述の評価法で15点以上であれば，前もって入院してもらい，抗生物質，気管支拡張薬，去痰薬を投与したり，呼吸理学療法を行う。肺機能を改善させ，肺内の感染巣をなくすことは，術後の肺合併症を予防するうえで重要である。これらの術前処置に関してきちんとした研究が行われているわけではないが，肺容量を増加させる理学療法は有用である。

### 1 喘息患者

喘息患者には術前の肺機能検査（一秒率）で，治療が有効に行われているかどうかを確認する。気道の炎症が沈静化するまで，局所あるいは静脈内へのステロイドの投与を行う。これらのコントロールがうまくいっていないと，術後肺合併症の頻度が増加する[7)]。

### 2 喫煙患者

喫煙は術後肺合併症のリスクとして重要であるので，術前は禁煙するように勧める。少なくとも喀痰の減少を認めるには2週間を要するが，どの程度の禁煙期間が適切かに関しては明らかではない。

### 3 肺理学療法

簡便であり，かつ術後の肺合併症発生率の軽減に有効性が認められている。術前のみならず，術後の施行も有効である。前述の評価法で19点以上であれば全患者に行う。

## VI. 肺理学療法[8)]

術後の肺理学療法は肺気量を増加させ，術後の肺合併症を軽減させる。肺を拡張させる筋力を増強し，無気肺を防ぐ。間欠的陽圧呼吸法，深呼吸訓練，incentive spirometry，さらに胸郭理学療法など種々の方法があるが，どの方法を用いるにしても行わないよりも行った方が上腹部手術後の肺合併症が軽減される。特に，incentive spirometry法は簡便で，安く，さらに到達目標を立てやすいため，有用である。術前の使用に関しては明らかなデータはないが，術前にそれを教育しておくことは重要である。

### 1 排痰法

①気速を速める：自発的な咳嗽，強制呼出（ハフィング）

②体位を変える下側肺障害の予防のためにも腹臥位への体位変換を考慮する。体位排痰法（postural drainage）：肺の特定部位からの分泌物を排除するためにも，その領域に分布する気管支走行を重力方向に一致させる体位をとらせる（体位ドレナージ）。

③加湿する：気道の繊毛運動を維持する。ネブライザまたは人工鼻（人工呼吸中）を用いる。

④気管内吸引（人工呼吸中）

### 2 呼吸訓練

#### 1）適応患者

術前患者で，上腹部手術ならびに開胸操作を伴う患者，あるいは長時間の手術が予定されている患者は術前から呼吸訓練をはじめる。さらに，慢性閉塞性肺疾患を合併している患者や喫煙患者も対象となる。

#### 2）臨床効果

横隔膜機能を十分に利用した腹式呼吸とする。肺胞の再拡張を期待し，深呼吸を促す。分泌物の排除を促進する。胸郭の可動性を改善する。

#### 3）方法

横隔膜呼吸（腹式呼吸）

### 3 吸入療法

#### 1）加湿療法

気道が乾燥すると，線毛運動が阻害され，また粘液層は粘稠になるため，末梢気管支の閉塞や感染の原因となる。そのため，術後に酸素を投与する際などは十分に加湿する必要がある。加湿器あるいは熱湿交換器（人工鼻）を用いる。

#### 2）薬物吸入療法

薬物を微粒子（エアロゾール）にして吸入させる療法である。使用する薬物には，β作動薬あるいはアミノフィリン系薬物などの気管支拡張薬，気道清浄薬のチロキサポール（アレベール®），喀痰溶解薬の塩酸ブロムヘキシン（ビソルボン®）などがある。また，抗炎症作用を期待して，デキサメタゾン（デカドロン®），あるいは感染に対して抗生物質を直接投与することも有効である。

## 4 器具を用いた肺理学療法

### 1）肺容量拡張療法

肺を膨らませる療法には，再呼吸法，インセンティブ・スパイロメトリ（incentive spirometry）法，IPPB法，CPAP法がある。

### 2）再呼吸法（rebreathing methods）

機械的死腔量を増加させる方法である。口に円筒状の容器をあてがい，この容器の中の呼気ガスを再呼吸する。動脈血炭酸ガス分圧が上昇し，呼吸中枢が刺激されて換気量が増える。スーフル™（科薬）：容積は400mLと800mLのものがあり，呼気抵抗が可変可能である（5, 10, 15 $cmH_2O$）。

### 3）インセンティブ・スパイロメトリ法（incentive spirometry）

努力性の最大吸気をさせて，肺を十分に膨らませる方法である。どれくらいの吸気ができたかを知るメータが付いており，視覚的に結果がすぐに分かるので，患者は目標をもって意欲的（incentive）に取り組むことができる。装置には流速表示型と容量表示型があり，多くの種類が市販されている（図4）

### 4）間欠的陽圧呼吸（intermittent positive pressure breathing：IPPB）

機械的な陽圧換気によって肺を膨らませる方法である。患者の呼吸努力を必要とせずに（軽減して）換気量を増加することが可能である。

### 5）持続気道陽圧（continuous positive airway pressure：CPAP）

自発呼吸のもとで持続的に気道内圧を陽圧に保つ換気法で，肺胞の虚脱を防ぎ，肺を膨らませる効果がある。

# VII. 麻酔法・手術法の選択

麻酔法あるいは手術法を考慮することにより，術後の肺合併症の発生率を減少させることができる。

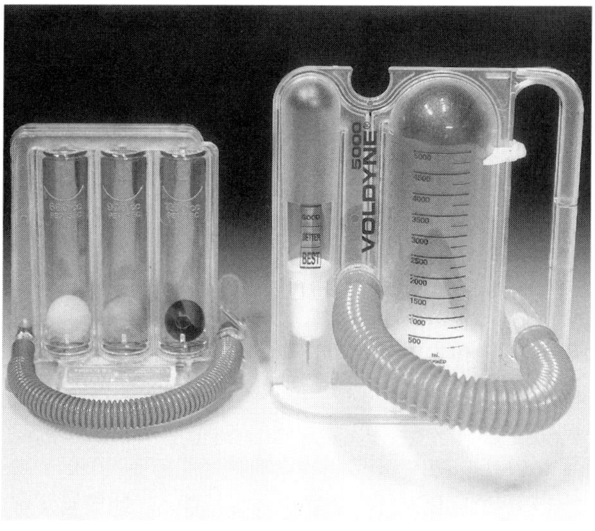


図4　incentive spirometry
（左：流速表示型，右：容量表示型）

### 1 気道過敏性の亢進している患者（喘息患者）

できるならば刺激となるような喉頭展開や気管挿管を避ける。麻酔前のβ受容体刺激薬の投与やステロイドの投与は有効である。できるならば局所麻酔で行う。

### 2 術後鎮痛（硬膜外麻酔）

疼痛ならびに腹部臓器などからの求心路を遮断し，呼吸筋の機能を保つ。局所麻酔薬を用いた硬膜外麻酔は一回換気量ならびに肺活量を増加させ，開胸手術や開腹手術時の横隔膜筋力を維持する。最近のメタ分析[9]では，オピオイドの全身投与よりも硬膜外のオピオイド投与の方が術後の無気肺は減少させるものの，肺合併症の頻度は軽減させないことが，さらに，オピオイドの全身投与よりも硬膜外への局所麻酔薬投与は，術後の肺感染症や肺合併症を軽減させることが明らかになった。しかし一方で，術後の鎮痛は得られても，肺合併症の頻度を変化させないとする研究もあり[10]，今の時点でははっきりとしたことがいえない。ただし，適切な術後鎮痛が患者のQOLを向上させることには疑いの余地がない。

### 3 鏡視下手術

これにより手術侵襲（とくに皮膚切開，呼吸筋障害に関して）を軽減できる。しかし，胆嚢摘出術のように，胆嚢の牽引等による刺激は軽減できない。

## 症例呈示

■症　例1

38歳，男性，身長176cm，体重74kg。生来健康であったが，慢性扁桃炎のため扁桃摘出術を予定した。

■対　応

耳鼻咽喉科外来受診時に麻酔科外来も受診してもらい，問診を行った。問診上問題がなかったため，胸部X線写真ならびに呼吸機能検査は行わなかった。手術前日に入院していただき，気管挿管下の全身麻酔の説明を行い，同意書に署名，捺印をもらった。呼吸器合併症については説明しなかった。術後何ら呼吸器に異常を認めなかった。

■ポイント

この症例のように何ら呼吸器系に異常がなく，**表3**に照らし合わせて合併症の発生が危惧されない場合，術前の胸部X線写真や呼吸機能検査は何ら意味がないばかりか医療費の無駄である。

■症　例2

74歳，女性，身長148cm，体重78kg。生来健康であったが，今回食道癌のために根治術が予定された。20歳時より喫煙歴がある（20本／日，54年間）。

■対　応

高齢（74歳），肥満（BMI：35.6），喫煙歴（本数×年齢＝1,080），ならびに手術術式（開胸手術）から**表3**に示した評価を行う必要があると考え，肺機能検査（%VC＝68％，$FEV_{1.0}$%＝58％）と血液ガス分析（$Pa_{O_2}$＝62.5mmHg，$Pa_{CO_2}$＝42.3mmHg）を行った。その結果，評価点は18点であったため，手術予定日3週間前に麻酔科外来を受診した。麻酔科外来では，術後の呼吸器合併症の発生について十分に説明した後，8週間の禁煙をさせるとともに，手術予定2週間前に入院させ，去痰薬と気管支拡張薬による気道浄化，さらに呼吸療法士によるハフィング（強制呼出）とincentive spirometryによる吸気能の訓練を行った。そのため，著明な喀痰の減少と体重減少（4kg）を認め，さらに肺機能（%VC＝74%，$FEV_{1.0}$%＝72%）ならびに血液ガス（$Pa_{O_2}$＝74.2mmHg，$Pa_{CO_2}$＝42.0mmHg）が改善した。術後管理として集中治療室に入室させ管理したが，問題がないため術後3日目に一般病棟に帰室した。

■ポイント

このような症例は，術後の肺合併症の危険が高いため，術前より禁煙や肺理学療法などを積極的に行う必要がある。

参考文献


1）Warner DO. Preventing postoperative pulmonary complications : the role of the anesthesiologists. Anesthesiology 2000 ; 92 : 1467-72.

2）滝島　任, 中村雅夫, 千代谷慶三著. 呼吸機能検査の測定方法. 東京 : 真興交易医書出版部 ; 1989.

3）Eagle KA, Brundage BH, Chaitman BR, et al. Guidelines for perioperative cardiovascular evaluation for noncardiac surgery. Report of the American College of Cardiology/American Heart Association task force on practice guidelines (committee on perioperative cardiovascular evaluation for noncardiac surgery). J Am Coll Cardiol 1996 ; 27 : 910-48.

4）Lawrence VA, Page CP, Harris GD. Preoperative spirometry before abdominal operations : A critical appraisal of its predictive value. Arch Intern Med 1989 ; 149 : 280-5.

5）奥津芳人. 低肺機能患者の術前評価と準備. 消化器外科 1982 ; 5 : 1137-44.

6）鳥谷部政樹, 山蔭道明, 川股知之ほか. 術前外来受診システムを利用した術前合併症患者のリスク評価. 麻酔 1998 ; 47 : 888-93.

7）Warner DO, Warner MA, Barnes RD, et al. Perioperative respiratory complications in patients with asthma. Anesthesiology 1996 ; 85 : 460-7.

8）ICUのための新しい肺理学療法. 石田博厚監修, 丸川征四郎編集, 大阪 : メディカ出版 ; 1992.

9）Ballantyne JC, Carr DB, deFerranti S, et al. The comparative effects of postoperative analgesic therapies on pulmonary outcome : Cumulative meta-analysis of randomized, controlled trials. Analg Anesth 1998 ; 86 : 598-612.

10）Jayr C, Thomas H, Rey A, et al. Postoperative pulmonary complications : Epidural analgesia using bupivacaine and opioids versus parenteral opioids. Anesthesiology 1993 ; 78 : 666-76.

第2章　術前コンサルテーション

# 3　神経系疾患

札幌医科大学医学部麻酔科　講師　川真田樹人

## はじめに

神経疾患は，脳血管障害から代謝性疾患まで幅広く，術前担当医からコンサルテーションを受ける機会も多い。脊髄損傷後の患者など，麻酔科医に馴染みが深い病態については他書に譲り，本項では従来あまり取り上げられてこなかった病態・疾患を対象として，概説する。

## I. 脳血管障害

脳血管障害は，①transient ischemic attack（TIA）と②脳卒中に大別され，脳卒中は脳梗塞と脳出血に分けられる。こうした脳血管障害患者が，術前，麻酔科にコンサルテーションされる場合，脳外科手術以外の手術が対象となる。この際，①脳血管障害の急性期あるいは未治療の脳血管障害を有した場合か，②脳血管疾患の外科的な根治後，あるいは既往歴として脳血管障害を持ち，その後遺症が存在する場合か，のいずれかにより対応は大きく異なる。ここでは，脳血管障害を虚血性病変，高血圧性脳内出血，脳動脈瘤，動静脈奇形，もやもや病に分類する。

### 1 虚血性病変

頸動脈疾患を含め，脳血管に虚血性病変が存在する場合，脳血流の維持が最も重要な鍵となる。日常生活においても脳の血流障害に起因する症状が出現している場合，術中・術後に脳硬塞をきたす可能性が高く，緊急性が高い手術以外は，まずは原疾患に対する予防的手術・処置が優先される。しかし虚血性脳血管障害を有する患者では，高血圧や糖尿病を基礎疾患として，虚血性心疾患や腎機能低下などの合併例が多い。特に労作性狭心症と虚血性脳血管障害の合併例では，いずれの手術を優先させるかの判断には難渋する。

脳血管に虚血性病変を有する患者の脳血流を維持するためには，術中の循環動態の変動を抑制し，心拍出量，体血圧の維持を行う。そして脳波，脳波のスペクトロ解析，sensory evoked potential（SEP）解析，脳組織酸素飽和度などを術中の脳血流のモニターとして使用し，不測の脳血流低下に備えることが重要である[1)]。

## 2 高血圧性脳内出血

高血圧性脳内出血は，脳内の細動脈の破綻による脳実質内への出血の総称で，くも膜下出血や脳梗塞に比べ，救命後も言語障害や運動麻痺などの後遺症を残す場合が多い。これは本疾患の大多数が動脈硬化や高血圧症を基盤としてもつ高齢者に発症し，循環系や腎機能障害など他臓器合併症が多いためと，脳実質の破壊に伴い脳内の神経連絡路の遮断が容易に起こるためである[2)]。

こうした既往歴を有する患者では，発症時期，発症後の後遺症の評価，高血圧のコントロール，心・血管系の合併症の有無，そして腎機能評価が重要である。発症後1カ月以内は脳血管関門の透過性が高い時期なので，脳浮腫を増悪させる可能性がある。したがって，緊急性の高い手術以外は発症後数カ月経た瘢痕期まで待機するのが望ましい。

瘢痕期以後の手術に際しては，術前の高血圧のコントロールと，高血圧や動脈硬化に伴う心・腎機能の評価が重要である。術中の高血圧を予防するのが重要であるが，動脈硬化が基礎に存在するので，低血圧も脳血流や腎血流を低下させるため避けるべきである。

## 3 脳動静脈奇形（cerebral arteriovenous malformation：AVM）

AVMは原始動脈，毛細管および静脈が分かれる胎生早期に発生する先天的血管異常である。10～30歳代の若年者に好発し，毛細血管を経由せず動脈血が直接静脈血系に還流するため，当該領域の虚血による脳硬塞と破裂による脳内出血が問題となる。AVMが破綻した場合は緊急手術の適応のため，帝王切開とAVM根治術を同時に行った例もある[3)]。一方， AVMが根治されている場合，麻酔管理上問題はない。麻酔管理に難渋するのは，呈示した症例（症例4）のように，妊婦でAVMが根治治療されていない症例や，未破裂で診断された場合である。帝王切開を含め，他臓器の手術が優先される場合，血圧上昇，頭蓋内圧の上昇を防ぐ必要がある。一方，他の手術が待機できて，AVMが根治可能な場合は，AVM手術を優先させるべきである[4)]。

## 4 もやもや病

もやもや病は，内頸動脈末端部の慢性進行性狭窄病変を主病変とし，脳血管撮影で「もやもや」した異常血管がみられることから命名された放射線学的症候群である。外頸動脈，椎骨動脈・脳底動脈系には異常がなく，これらの血管系から血流の低下した内頸動脈領域へ側副血行路が発達している。したがって，これら側副血行路への血流低下が臨床症状の原因となり，血圧低下や過換気などを避ける必要がある。したがって，手術の部位・種類によっては，調節呼吸にして$Pa_{CO_2}$を保つ方が優れている場合もあり，全身麻酔の併用を考慮すべきである。

一方，本疾患は成人では脳動脈瘤の合併率が高く，血圧の上昇はこれらの破裂の誘因になりえるため，術中・術後の血圧上昇を予防することも重要である[5)]。

## 5 脳動脈瘤

大多数の脳動脈瘤は脳底部Willis輪に発生し，破裂すると脳底部脳槽へのくも膜下出血となる。近年のいわゆる「脳ドック」により，未破裂動脈瘤が発見される機会が増えているが，患者によっては手術による根治術を拒否する場合もある。こうした患者の他臓器の手術に際して最も懸念されるのは，周術期の動脈瘤の破裂である。血圧の上昇が直接，動脈瘤の破裂を引き起こすかどうかは不明であるが，少なくとも誘因の一つにはなりえると考えられ，血圧のコントロールが重要である。麻酔の施行にあたっては，硬膜外麻酔と全身麻酔の併用により術中高血圧は防いだり，場合によっては降圧薬の持続投与も考慮すべきである。特に気管挿管時や抜管時の血圧上昇には事前の対処が重要である。一方，動脈瘤の根治術が行われた患者では，血圧変動に対する注意は少なくて済み，固定した神経障害に対する配慮は必要だが，通常と同等の麻酔リスクと考えて差し支えない。

## II. 変性疾患

中枢神経系の変性疾患としては，パーキンソン病や脊髄小脳変性症がよく知られている。これらの変性は，中枢神経系の広範囲，あるいは解剖学的や機能的に比較的限局した部位に由来する。障害される部位により，各変性疾患での症状や経過は多種多様であり，麻酔上の問題点も各疾患に依存する。したがって，変性疾患患者のコンサルテーションを受けた場合，当該疾患の障害される部位と神経機能を理解し，そのうえで個々の患者の重症度を把握することが重要である。

## III. ニューロパチー

脳神経，末梢神経における軸索損傷は末梢性の変性を生じ，神経伝導の障害により末梢神経障害をきたす。シュワン細胞の変性は分節性の脱髄を生じ，やはり末梢神経伝導障害をきたす。これら軸索とシュワン細胞のいずれの変性が主因かは，末梢神経伝導速度と筋電位により推定可能である。軸索，シュワン細胞のいずれの障害が主因でも，その結果，引き起こされる神経伝導障害の総称をニューロパチーと呼ぶ。ニューロパチーは，損傷された当該神経の神経支配領域の筋脱力，上肢・下肢におけるストッキングとグローブ型の知覚低下，腱反射消失を特徴とする。単一神経障害の場合をモノニューロパチー，多発性の場合をポリニューロパチーと呼ぶ。

急性特発性ポリニューロパチーとしてはGuillain-Barré症候群が重要である。Guillain-Barré症候群は両側下肢の突然の脱力で発症し，数日間で筋力低下が上肢，体幹，頭部へと広がり全身性の運動麻痺に進展する。球麻痺は両側顔面神経麻痺として顕在化する。さらに進展すると咽頭筋力低下による嚥下困難，内肋間筋障害による呼吸困難が出現する。下位運動ニューロンが関与するので，弛緩性麻痺で，腱反射も低下する。知覚鈍麻が運動麻痺に先立って出現する。頭痛，背部痛，筋肉痛もしばしば見られる。こうした臨床像と，髄液検査で特徴的な蛋白細胞解離で確定診断する。約半数に呼吸器，消化器感染症の先行があるため，Guillain-Barré症候群は何らかのウイルス感染に関係した疾患と考えられている[6)]。重症例では人工呼吸管理の適応となる。ステロイド薬は必ずしも有効ではないとされ，若年発症例の多くは自然治癒するが，中・後年発症例では，本症例（症例7）のように運動障害や自律神経障害が残存することも少なくない。

Guillain-Barré症候群の急性期には，緊急手術以外は待機すべきである。これは麻酔・手術後にGuillain-Barré症候群の再燃を見ることがあるためである[7)]。

一方，Guillain-Barré症候群を既往歴としてもつ患者の麻酔に際しては，残存している神経障害の把握が重要である。自律神経障害がある場合，体位変化や出血により予期せぬ血圧低下をみる場合がある。硬膜外麻酔などの局所麻酔は血圧の低下を観察しながら使用することが望ましい。また運動麻痺が存在する場合は，たとえ術前は十分な自発呼吸が可能でも，術後呼吸管理を要する場合がある。

## IV．植物状態，痴呆患者

植物状態とは，重度の脳障害により随意的に合目的な行動はできず，痛み刺激に反射的に反応するだけのような意識状態を意味し，知覚，運動系の障害を伴う。一方，痴呆とは，脳の構造変化に由来する進行性の認知，知的機能の欠損状態で，知覚や意識の障害を伴わない。

植物状態や痴呆患者の手術は，その適応を厳密にする必要がある。しかし患者自身は理解不能であっても，患者の家族は手術を望み，人道的な見地から麻酔管理が必要となることがある。

麻酔上の問題点としては，コミュニケーション不足から術前の状態評価が困難で，各種処置に協力が得られないことが挙げられる。さらに麻酔薬や鎮痛薬がどの程度作用するかについての情報がほとんどない。したがって，植物状態や痴呆患者では，麻酔薬により予期せぬ循環虚脱や呼吸抑制が出現することを念頭に，少量からの投与で様子を見ながら麻酔を進めていく必要がある。

## 症例呈示

■症　例1

56歳，男性。労作性狭心症と診断され，冠状動脈（右，左前下枝）狭窄に対し，大動脈-冠状動脈バイパス術（coronary artery bypass graft：CABG）を予定した。術前診察時の問診で，後方を向いたときに（自動車をバックさせる際），数秒の視覚障害の既往があった。

■対　応

頸部の聴診を行ったところ頸動脈に雑音が聞かれたため，脳神経外科受診で精査を行った。脳動脈造影にて右総頸動脈90％，右内頸動脈30％，左椎骨動脈30％の狭窄を認めた。CABGに先立ち，頸動脈内膜剥離術を施行し，術1カ月後にCABG術を行い，無事手術を終えた。

■ポイント

本症例では，精査の結果，左内頸動脈の高度狭窄が診断され，CABGの際の体外循環時に，脳硬塞発生の危険性が高いと判断し，内膜剥離術を優先させた。しかし，虚血性脳血管障害が軽度で，逆に虚血性心疾患が重篤な場合，心臓手術を優先させる必要がある。

■症　例2

68歳，男性。胃悪性腫瘍に対し，胃亜全摘術を予定した。既往歴として，3年前に右被殻出血があり，左半身に軽度の運動障害を認めた。血圧は降圧薬の内服により120～140/70～80 mmHgにコントロールされており，腎機能も正常であった。

■対　応

麻酔は硬膜外麻酔と亜酸化窒素・セボフルランとの併用で行い，術中血圧は術前レベルに維持できた。手術は無事終了し，術後も中枢神経系合併症を認めなかった。

■ポイント

本症例のように，血圧や他臓器の機能が比較的保たれ，術前よりコントロールされている症例では，全身麻酔下での拡大手術も可能である。麻酔導入，麻酔からの覚醒時期に正常血圧を維持することが何よりも重要である。

■症　例3

28歳，女性。妊娠35週の妊婦で，帝王切開術を予定した。8年前に脳動静脈奇形（AVM）に対し，部分摘出および塞栓術を施行したが，一部AVMは残存していた。

■対　応

麻酔は硬膜外腔カテーテルをL3/4から挿入・留置し，テトラカインによる脊椎麻酔を施行し，T6以下の無痛域を得た。手術は50分で無事終了し，術後は硬膜外腔へ0.25％ブピバカインを4 mL/hrで持続投与し術後鎮痛を得た。

■ポイント

本症例では一部AVMが残存しており，急激な血圧の上昇により破綻し脳内出血の懸念があった。そこで術後鎮痛の見地からも，脊椎麻酔と硬膜外麻酔の併用を施行した。手術中はもちろん，術後の血圧上昇を認めず，無事退院できた。このように，血圧コントロールの見地からも脊椎・硬膜外麻酔は有用であると思われる。

■症　例4

32歳，女性。妊娠37週で帝王切開術を予定した。18歳時にもやもや病に対して浅側頭動脈-中大脳動脈バイパス術が施行された。妊娠前に施行されたsingle photon emission CT検査で，左側頭葉領域での軽度血流低下が認められた。妊娠中に出産に臨む不安から過換気発作が数回出現していた。

■対　応

麻酔はL2/3からの硬膜外チューブ挿入による間欠的硬膜外麻酔とし，1.5％リドカイン（20万倍エピネフリン添加）を8mL投与し，T6以下の無痛域を得た。児出産後は，ただちにプロポフォールの持続投与を開始し軽い鎮静状態を維持した。術中血圧は，輸液負荷とエフェドリンの投与で術前とほぼ同様に維持できた。術後は0.25％ブピバカイン4 mL/hrで持続投与し術後鎮痛を得た。

■ポイント

本症例においては，脊椎麻酔に比べ，交感神経遮断作用が緩徐な硬膜外麻酔を選択し，血圧低下に対しては輸液の負荷とエフェドリンで対処が可能であった。本症例では胎児への麻酔薬の移行を防ぐためと，脳血流低下による症状変化を観察できるため自発呼吸とした。しかし調節呼吸にして$Pa_{CO_2}$を保つ見地から，全身麻酔の併用も考慮すべきであったかも知れない。

■症　例5

52歳，男性。結腸腫瘍に対し，右結腸半切除術を予定した。2年前に，人間ドックで未破裂の右中大脳動脈瘤が指摘されたが，本人の希望で保存的な観察のみが行われていた。

■対　応

プロポフォールで麻酔導入し，T12/L1より挿入・留置した硬膜外カテーテルより1.5％リドカイン（20万倍エピネフリン添加）6mLを投与し，間欠的な硬膜外麻酔と亜酸化窒素・セボフルランの併用で行った。術中血圧は術前レベルで維持され，手術終了後，気管チューブの抜管に際しては，ニカルジピンの予防的投与で異常高血圧を予防した。

■ポイント

本症例の脳動脈瘤は脳ドックで偶然発見されたもので，患者は手術を拒否していた。こうした未破裂動脈瘤の周術期における麻酔管理については一定の見解が得られていない。しかし循環動態の変動を最小限にすべく，麻酔管理を行うことが求められよう。全身麻酔後の患者はしばしば頭痛や頸部痛を訴えることがあり，術中・術後のクモ膜下出血との鑑別が困難な場合もある。可能であれば術後早期に脳CTを取ることが望ましい。

■症　例6

51歳，男性。喉頭腫瘍に対する喉頭微細手術（腫瘍生検）を予定した。患者は1年前よりShy-Drager症候群と診断され，起立性低血圧，発汗障害，睡眠時無呼吸症候群，インポテンツが見られた。酢酸加リンゲル液とハイドロキシエチルスターチ（HES）溶液の急速投与を行いながら，チアミラールで麻酔導入し，フェンタニル，亜酸化窒素，セボフルランで麻酔維持した。低血圧を予防するため，フェニレフリンを0.5 μg/kg/minで持続投与した。血圧は術前の値を維持でき，急激な血圧低下も見られず，無事手術を終えた。帰室の際の体位移動時に若干血圧が低下したが，HES溶液の負荷で前値に復した。

■ポイント

本症例で提示したShy-Drager症候群は，自律神経に障害の多いmultiple system atrophy（MSA）の一疾患であり，脊髄小脳変性症との関連・重複も多い疾患である。交感神経の障害により，血圧の維持が困難となり，体位変換や体動に伴い血圧低下が見られる。麻酔に際しても，低血圧の予防がもっとも重要であるが，交感神経の変性に伴う除神経の結果，カテコラミンを投与した場合，予想を超えた血圧の増加を見ることもある。全身麻酔，局所麻酔それぞれに利点と欠点があり，どちらを選択すべきかは個々の患者の重症度や手術術式による。いずれを選択した場合でも，最も重要なことは観血的血圧モニター下に，輸液負荷と$\alpha_1$受容体アゴニストを投与し，適正な血圧を維持するよう努めることである[8)]。

■症　例7

58歳，男性。腹部大動脈瘤に対するYグラフト人工血管置換術を予定した。20年前にGuillain-Barré症候群に罹患し，現在，両下肢不全麻痺，起立性低血圧が残存していた。硬膜外カテーテルをL1/2から挿入・留置後，モルヒネ2mgの投与を行い，局所麻酔薬は使用しなかった。フェンタニル，ミダゾラムで麻酔導入し，亜酸化窒素・セボフルランで麻酔維持し，フェンタニルを適宜，追加投与した。大動脈のクランプ時には血圧の上昇は認めなかったが，クランプ解除時には著明な血圧低下を認め，輸液の負荷とフェニレフリンの投与で対処した。手術は無事終了したが，気管チューブ抜管時に血圧が著明に上昇し，ニカルジピンの投与で前値に復した。

■ポイント

本症例ではGuillain-Barré症候群の既往により，両下肢運動麻痺と自律神経障害が残存していた。腹部大動脈のクランプ解除時に著明な低血圧となり，回復に時間を要し，気管チューブの抜管に認められた異常高血圧は，自律神経障害に起因した可能性がある。

■症　例8

89歳，女性。胆石症に対して，開腹胆嚢摘出術を予定した。20年前に左中大脳動脈領域の脳硬塞，12年前に右視床出血により，以後いわゆる「植物状態」となった。1カ月前より黄疸が出現し，胆石症と診断された。T10/11より硬膜外カテーテルを挿入・留置し，1％リドカイン（20万倍エピネフリン添加）を4mL投与した。痛みに対する顔表情の変化から以後T4～T12領域の無痛域と推定し，ミダゾラム1mgの投与と亜酸化窒素・セボフルランで麻酔導入したところ，血圧が測定不能となり，高度徐脈をきたした。セボフルランの投与を中止し，輸液負荷，エピネフリンの気管投与を行い，血圧は術前値に回復した。循環動態の安定を待ち，1％リドカインの間欠的投与による硬膜外麻酔と酸素・亜酸化窒素麻酔で無事手術を終えた。

■ポイント

本症例では家族が強く手術を希望し，外科医を含めて協議し手術を決定した。当初，硬膜外麻酔のみで麻酔管理を試みたが，体動が強かったため，ミダゾラムにより鎮静したところ，自発呼吸が消失したため，気管挿管下での全身麻酔を併用することとした。麻酔導入に際し血圧の著明な低下と高度徐脈となったが，全身性の高度な動脈硬化，自律神経機能の障害や循環血液量の低下によるものと考えられた。このような循環虚脱や呼吸抑制に注意しつつ麻酔管理を行うことが重要である。

参考文献

1）Stoelting RK, Dierdorf SF. Diseases of the Nervous System. In : Anesthesia and co-existing disease, 3rd ed. Philadelphia : Churchill Livingstone ; 1993. p.181-250.

2）川真田樹人. 脳出血・脳血腫. 岩崎　寛編. 麻酔科医に必要な画像診断. 麻酔科診療プラクティス2. 東京 : 文光堂 ; 2001. p.102-6.

3）森村尚登, 工藤一大, 杉山　貢ほか. 同時に施行された緊急帝王切開術および脳動静脈奇形根治術の麻酔経験. 日麻臨誌 1993 ; 13 : 87-9.

4）Uchida K, Terada S, Higashi S, et al. Cerebral arteriovenous malformation in a pregnancy with twin. Neurosurgery 1992 ; 31 : 780-2.

5）Suzuki J, Takaku A. Cerebrovascular “moyamoya” disease. Arch Neurol 1969 ; 20 : 288-99.

6）Ropper AH. The Guillain-Barré syndrome. N Engl J Med 1992 ; 326 : 1130-6.

7）Rojiani AM, Prineas JW, Cho ES. Protective effect of steroids on electrolyte-induced demyelination. J Neuropathol Exp Neurol 1987 ; 46 : 495-504.

8）Bevan DR. Shy-Drager syndrome. A review and a description of the anaesthetic management. Anaesthesia 1979 ; 34 : 866-73.

第2章　術前コンサルテーション

# 4 肝・腎疾患

札幌医科大学医学部麻酔科　助手　**藤村直幸**

## A．肝疾患

## はじめに

肝機能障害は，急性障害（ウイルス肝炎，薬物性肝炎等），慢性障害（慢性肝炎，肝硬変等），そして肝腫瘍（原発性，転移性）に分類することができる。一般的に，急性肝炎では，肝機能が手術侵襲や麻酔の影響により増悪することが予想されるため，緊急を要する手術以外は実施しないのが原則である。一方，慢性肝炎，肝硬変の状態では，検査結果が異常値を示したとしてもそれ自体が手術麻酔を拒否する原因とはならない。すなわち，個々の症例，病態に応じて，術前評価を適切に行うことが重要である。

われわれ麻酔科医が，肝機能障害患者に遭遇した場合，①肝障害の原因の検索，②肝機能ならびに肝予備力の評価，ならびに③併存する合併症の評価，を行うことが重要である。

## I．術前評価

### 1 肝機能，肝予備力の評価

急性の肝機能障害の後に肝機能検査値が正常化した場合には，肝臓の回復が示唆される。一方，肝硬変のように慢性的な病態の場合には，異常値は病態の活動性を表すとは限らない。すなわち術前評価においては，異常値を認めた場合は，その推移を評価することが重要である。

1）ビリルビン

ビリルビンは直接型（グルクロン酸抱合型）と間接型（グルクロン酸非抱合型）に分類される。間接型ビリルビンの上昇は溶血や肝臓での抱合能の低下を示し，直接型ビリルビンの上昇は肝臓での排出の低下を表す。直接型ビリルビンは水溶性であり尿中に排泄されるが，間接ビリルビンは脂溶性で血清アルブミンと結合しているので尿中に排泄されない。血清中の直接ビリルビン値が1.5mg/dL以上になると尿ビリルビンは陽性を示す。胆汁中の直接型ビリルビンは腸内細菌によりウロビリノーゲンに還元され一部は腸管循環を行っているが，一部は肝細胞でビリルビンへ酸化され，一部尿中に排泄される。肝細胞障害がある場合などには肝臓でのウロビリノーゲン処理能力が低下するため，尿ウロビリノーゲンは陽性となる。

2）AST（GOT），ALT（GPT）

肝疾患時には，これらの酵素は肝細胞の変性壊死により血中に逸脱する。急性肝障害では，AST，ALTは500以上の著明な上昇をきたす。慢性肝炎，肥満による脂肪肝ではAST＜ALT，肝炎，肝がん，アルコール性肝障害ではAST＞ALTの傾向が認められる。しかしながら，AST，ALTの測定のみでは肝障害の重症度を判定することは困難である。

3）LDH

生体内各組織に広く分布するため，肝疾患に対する特異性は低い。急性肝炎ではAST，ALTと並行して上昇する。

4）ALP

胆道系酵素であり，胆汁うっ滞の程度に応じて上昇する。肝内胆汁うっ滞，閉塞性黄疸で著しい高値を示す。急性肝炎，慢性肝炎，肝硬変等では，軽度から中等度の上昇にとどまる。

5）$\gamma$ GTP

上昇は胆汁うっ滞，アルコール性肝障害で認められる。慢性肝炎，肝硬変では活動性に応じ上昇する。

6）コリンエステラーゼ

肝細胞で合成され，貯蔵されることなく速やかに分泌されるため，肝での蛋白合成の指標となる。半減期は長く（約10日）急性肝炎では正常のことが多い。肝硬変では低下し，重症度判定に有用である。脂肪肝，甲状腺機能亢進症，糖尿病，ネフローゼ症候群などの脂質代謝異常では高値を示すことが知られている。

7）LCAT

肝細胞で合成される分泌酵素である。半減期は短く（3～4日），急性肝炎，劇症肝炎，非代償性肝硬変では減少する。一方脂肪肝，ネフローゼ症候群では上昇する。

8）血清アルブミン

肝機能が低下した状態では，アルブミン合成能力が低下する。血清アルブミン値3.0g/dL以下の低値となると腹水や浮腫が出現しやすくなる。半減期が長いため（約20日）肝硬変での重要度ならびに予後判定に有用である。

9）血液凝固因子

凝固因子のほとんどは肝細胞で合成されるためにその変動は肝実質障害の程度を反映する。一般的にはプロトロンビン時間，ヘパプラスチンテスト，トロンボテストが用いられる。これらの凝固因子は半減期が短いため急性肝炎，肝硬変の重症度判定に有用である。II，VII，IX，Xはビタミン K依存性因子であり，胆汁うっ滞によりビタミンKの吸収障害が生じると検査値は低下する。

10）ICG試験

ICG試験は0.5mg/kgのICGを静注し15分後の停滞率（ICGR15），または血中消失率（ICGK）を見る。正常値はICGR15が10％以下，ICGKが0.168～0.206である。肝実質障害，有効肝血流量を反映するので慢性肝疾患の重症度，予後判定に有用である。

11）アンモニア

血中アンモニアは，肝性脳症，劇症肝炎，Reye症候群等で上昇する。しかしながら，血中アンモニア濃度は肝性脳症の程度とは必ずしも並行しない。

12）血中遊離アミノ酸

劇症肝炎や非代償性肝硬変では，分岐鎖アミノ酸（BCAA；バリン，ロイシン，イソロ

表1　Child-Turcotte分類

| | A | B | C |
|---|---|---|---|
| 血清ビリルビン | ＜2.0mg/dL | 2.0～3.0mg/dL | 3.0mg/dL＜ |
| 血清アルブミン | ＞3.5g/dL | 3.0～3.5g/dL | ＜3.0g/dL |
| 腹水 | (－) | (－) | 中等度～高度，管理困難 |
| 肝性脳症 | (－) | (－) | 昏睡（III度以上） |
| 栄養状態 | 良好 | 中等度 | 不良 |

（荒川泰行, 天木秀一, 森山光彦. 肝硬変. 肝疾患診療マニュアル. 日本医師会雑誌 1999 ; 122 : 220-9. より改変引用）

イシン）は減少し，芳香族アミノ酸（AAA；チロシン，フェニルアラニン）が上昇する。Fisher比は肝性脳症の診断，治療効果の判定に用いられる。

13）シンチグラフィ

アシアロシンチグラフィは，肝実質細胞内のアシアロ糖蛋白受容体に特異的に結合する放射性標識合成糖蛋白を使用して行うシンチグラフィである。肝内のアシアロ糖蛋白受容体の分布や量がわかる。また，機能実質肝細胞数を反映しているため，時間放射能曲線を解析することにより肝予備能を算出することができる。また，イメージングのみでも心プール像との比較により，肝予備能を評価することができる。肝硬変や重症肝炎の重症度評価に用いられている。

14）画像検査

MRI，超音波エコー検査，CT検査も病態の把握に有用である。

Child-Turcotteによる肝予備能と重症度の評価（**表1**）[1] に示す。

## II. 併存する合併症の評価

### 1 肝腎症候群

肝硬変の非代償期や劇症肝炎などの進行性の機能性急性腎不全である。腎皮質血管の攣縮による腎内血行動態の不安定状態と腎内血流分布異常が原因と考えられている。肝腎症候群発症の直接の原因として，出血，感染，手術侵襲，利尿薬の不適切な投与等が推測されているが詳細は不明である。このため，本症候群発生の可能性を常に念頭におき周術期管理を行う必要がある。すなわち，適切な水分・電解質管理を行う。出血に対しては輸血等の循環血液量の保持に努める。利尿薬の投与は慎重に行うことが重要である。

### 2 肝不全，肝性昏睡

肝不全は急性肝不全，慢性肝不全に大別される。急性肝不全は，劇症肝炎，急性妊娠脂肪肝，Reye脳症などに認められ原則として，肝疾患の既往がないにもかかわらず，肝障害が起こり急速に肝不全に至る。一方，肝硬変のように慢性肝疾患に認められるのが慢性肝不全である。特殊な型として代償された慢性肝疾患の経過中にアルコール，薬物，手術などの原因が加わり急性肝不全徴候を呈することがある。症状としては，黄疸，腹水，肝性脳症，消化管出血，出血傾向などを呈する。

肝性昏睡も同様に急性型，慢性型に分類される。急性型は壊死型と呼ばれ肝予備能低下の結果生じる。治療に抵抗性である。慢性型は門脈-体循環短絡を主因とする。治療に比

**表2　昏睡度分類**

| 昏睡度 | 精神症状 | 参考事項 |
|---|---|---|
| I | 睡眠-覚醒リズムの逆転<br>多幸気分，ときに抑うつ状態<br>だらしなく，気にとめない態度 | retrospectiveにしか判定できない場合が多い |
| II | 指南力（時・場所）障害，物をとり違える。<br>異常行動，ときに傾眠状態<br>無礼な行動があったりするが，医師の指示に従う態度をみせる | 興奮状態がない<br>尿，便失禁がない<br>羽ばたき振戦あり |
| III | しばしば興奮状態またはせん妄状態を伴い，反抗的態度をみせる<br>傾眠状態<br>外的刺激で開眼しうるが，医師の指示にしたがわない，またはしたがえない | 羽ばたき振戦あり<br>指南力は高度に障害 |
| IV | 昏睡<br>痛み刺激に反応する | 刺激に対して，払いのける動作，顔をしかめるなどがみられる |
| V | 深昏睡<br>痛み刺激にもまったく反応しない | |

（藤原研司, 名越澄子. 肝・胆道の疾患-肝不全・肝性昏睡. 杉本恒明, 小俣政男編, 内科学. 東京：朝倉書店；1999, p.981-3. より改変引用）

較的反応するが反復するのが特徴的である。肝性昏睡はIからVに分類される（**表2**）[2]。臨床症状としては，浮腫，腹水がしばしば認められる。血中ビリルビン値が2mg/dLを超えると顕性の黄疸を示す。心拍出量，末梢血流は増加していていることが多い。肝機能低下による凝固因子産生低下に加え，脾機能亢進による血小板数の低下ならびに血小板異常が加わり出血傾向が見られる。特に急性肝不全では播種性血管内血液凝固（disseminated intravascular coagulation：DIC）を合併する率が高い。また，食道静脈瘤や消化管出血を高頻度に合併する。術前評価ではこれら合併症評価を的確に行う必要がある。

## B．腎疾患

### はじめに

腎不全は，急性腎不全と慢性腎不全に分類される。急性腎不全とは，急激な腎機能低下により老廃物の排泄，水・電解質の調節，酸・塩基平衡の維持などの腎機能が障害された状態であり，腎機能障害の原因により腎前性（腎血流の減少による），腎性（腎実質の病変による），腎後性（腎で生成された尿の排出障害による）に分類される。慢性腎不全は，不可逆的な腎機能の障害により生体の恒常性が維持できなくなり，ついには尿毒症を呈する病態をいう。急性腎不全から移行することもあるが，多くは進行性の腎疾患が原因である。一般的には，糸球体濾過値（glomerular filtration rate：GFR）が正常の50％以下になった状態を慢性腎不全という。

本項では特に慢性腎不全の患者の術前管理について述べる。慢性腎不全患者，特にまだ透析による治療を受けていない患者では細心の注意をはらって麻酔管理を行う必要があ

表3　分類

| | |
|---|---|
| 第1期 | GFRは50mL/min以上あり，予備力は低下しているが，内部環境は維持され無症状である。 |
| 第2期 | GFRは30～50mL/minと減少し，尿濃縮力も低下してくる。軽度の高窒素血症や貧血がみられ，夜間多尿も認められるようになる。 |
| 第3期 | GFRは10～30mL/minで，高窒素血症や貧血が進行し，高カリウム血症，高リン血症，低カルシウム血症，代謝性アシドーシスなどの電解質異常が出現する。 |
| 第4期 | GFRは10mL/min以下になり，第3期の症状の増強とともに尿毒症による消化器系，循環器系，神経系など多彩な症状が現れる。 |

（川口良人．腎・尿路系の疾患－慢性腎不全．杉本恒明, 小俣政男編, 内科学．東京：朝倉書店；1999, p.1317-25．より改変引用）

る。周術期管理が不適切だと，腎機能が悪化し透析が必要となる可能性が生じる。一方，すでに透析療法を施行している患者では，透析療法そのものだけでなく，併存する合併症に注意を払う必要がある。

慢性腎不全の病期分類を**表3**に示した[3]。

## I. 術前評価

### 1 腎機能検査

腎臓は予備力の非常に大きい臓器であり，多少腎機能が悪化しても，臨床的には無症状のことが多い。それゆえ術前評価においては腎機能を正確に把握することが重要である。血清クレアチニンやBUNは糸球体濾過量（GFR）が正常の50％以下になって，ようやく正常範囲を超えて増加し始める。それゆえ，一般血液生化学検査（血清クレアチニン，BUN等）のみでは，腎機能の正確な評価は困難である。一般的には，腎機能を正確に把握するために，クレアチニンクリアランス（Ccr）が用いられている。特に，既往歴として糖尿病，高血圧，腎疾患がある場合には注意深く検査を進めることが必要である。

### 2 血液生化学検査

1）血液検査

腎でのエリスロポイエチンの産生低下，赤血球寿命短縮等により貧血をきたす。ヘモグロビンで8g/dL以上，ヘマトクリットで25％以上あり，貧血による症状がなく，かつ心肺機能が正常であれば術前輸血の必要はない。一方，心肺機能が低下している症例，特に虚血性心疾患を合併している場合において，貧血が高度な症例では輸血を考慮する必要がある。リンパ球数の減少や白血球遊走能などが低下し易感染性となる。また，血小板機能低下や血管内皮障害により出血傾向がみられる。

2）電解質異常

①水，ナトリウムの調節範囲が低下し，不適切な水分管理により容易に脱水や溢水をきたす。慢性腎不全では，高窒素血症や細胞外液量の増加により，軽度の低Na血症をきたすことが多い。

②カリウム摂取量の増加，異化亢進，アシドーシスにより容易に高K血症をきたす。心電図上，高カリウム血症に伴うT波の尖鋭化，PQとinitial ventricular complex（QRS）幅の延長，P波の平坦化に注意する。手術侵襲に加え，輸血により高カリウム血症をきたす

可能性に留意する必要がある。

③リン酸や有機酸の蓄積，アンモニアの生成・排泄障害，重炭酸イオンの再吸収障害により代謝性アシドーシスをきたす。

④GFRが25mL/min以下になると，リンの尿中排泄が低下し，高リン血症となる。腎臓におけるビタミンD活性化障害の結果，腸管のカルシウム吸収障害が生じ低カルシウム血症となる。代償性に副甲状腺機能が亢進し副甲状腺ホルモン（parathyroid hormone：PTH）の分泌が促進される。

### 3）循環器障害

高血圧は透析患者でしばしば認められる。ナトリウム，水の過剰，レニン・アンギオテンシン系の賦活や内シャントによる心拍出量の増加などが原因とされる。さらに糖脂質代謝異常，代謝性アシドーシス，二次性の副甲状腺機能亢進症による血管壁へのカルシウム沈着などによる動脈硬化も原因とされる。透析中は除水により，循環血液量が減少し低血圧が生じることがある。その他，心不全，胸水貯留，心膜炎を合併することもある。

## II. 慢性腎不全の増悪因子（表4）[3]

手術麻酔にあたり慢性腎不全の増悪因子に留意することが必要である。

## III. わが国の透析患者の現況

透析人口全体では，慢性糸球体腎炎が最も患者数の多い疾患である（日本透析学会の報告によると1999年末で，慢性糸球体腎炎が51.1％，糖尿病性腎症が25.1％）。1年間に新たに透析療法を導入される患者の中で，糖尿病性腎症を原疾患とする患者の割合は年々増加している。1998年以降は，最も多い原疾患となっている（1999年1年間では，糖尿病性腎症が36.2％，慢性糸球体腎炎が33.6％）。透析導入後の生存率を糖尿病性腎症と慢性糸球体腎炎で比較すると，糖尿病性腎症の生命予後は不良である。両者を死亡原因で比較すると，糖尿病性腎症では心筋梗塞で死亡した患者が多く認められることが特徴的である。

表4　慢性腎不全増悪因子

| 増悪因子 | 原因 |
|---|---|
| 脱水 | 利尿薬過剰投与，下痢，嘔吐，発熱など |
| 低血圧 | 利尿薬過剰投与，出血など |
| 高血圧 | 本態性高血圧，二次性高血圧など |
| 循環血液量減少 | 心不全，出血，ショックなど |
| 薬物 | 非ステロイド系抗炎症薬，アミノグリコシド，抗ガン剤など |
| 感染症 | 尿路感染症，敗血症など |
| 尿路閉鎖 | 尿路結石，前立腺肥大など |
| 電解質，代謝異常 | 高Ca血症，急激な高尿酸血症など |
| 血栓形成 | 腎静脈血栓症など |
| 腎炎増悪 | 半月体形成腎炎への移行 |
| 全身性疾患の増悪 | SLEなど |

（川口良人．腎・尿路系の疾患－慢性腎不全．杉本恒明，小俣政男編，内科学．東京：朝倉書店；1999，p.1317-25．より改変引用）

## IV. 病性腎症透析患者の心血管合併症

糖尿病性腎症透析患者の心不全の原因は，虚血性心疾患，心臓弁膜症（大動脈弁狭窄症，大動脈弁閉鎖不全等），拡張型心筋症等多岐にわたる。細胞外液量増加，血圧の上昇等が心不全の促進因子として重要と考えられている。

糖尿病性腎症患者では，有意な冠動脈狭窄病変を有する割合が慢性腎炎患者に比し高い。透析導入時にはすでに虚血性心疾患を有する可能性が高いため，糖尿病性腎症透析患者に対しては，常に虚血性心疾患の存在を疑う必要がある[4)]。また，糖尿病患者では，無痛性心筋梗塞が多いのが特徴的である。それゆえ必要に応じ負荷心電図や負荷心筋シンチ等で虚血性心疾患を診断し，手術・麻酔リスクを的確に評価する必要がある。

## V. 透析患者の術前管理の要点

### 1 全身状態の把握

本人への問診もしくは透析記録より，dry weight，平均的除水量，透析時間，透析中の循環動態の変動の有無をチェックする。透析中に低血圧，胸部不快感などの症状が出ている場合は，心血管系の合併症を有するかどうか，またdry weightの設定が適切かどうか注意を払う必要がある。糖尿病患者では，自律神経障害により血圧調節反応が障害されている。それゆえ透析中に血圧変動をきたしやすい。さらに心血管系の合併症も高頻度である。また，胸部X線写真により心胸郭比（cardiothoracic ratio：CTR）をチェックする。

### 2 シャントの確認

内シャントの部位，作成回数，シャント音を確認する。通常は利き手と反対側に作ることが多い。シャント作成回数が多い例や，人工血管シャントをもつ症例はその管理には注意を要する。将来シャントを作成する可能性が高い患者では，動脈や静脈ラインを確保する場所を考慮する必要がある。また，麻酔導入前，麻酔中は必ずシャント音の有無をチェックするように心がける。

### 3 水分，電解質管理

透析患者では，術前の十分な水分，電解質管理が必要である。乏尿，または無尿であるため不適切な水分管理により，患者は容易に溢水や脱水状態に陥る。心胸郭比（CTR）は，体液管理の目安になる。CTRが50％以上のときは，体液過剰を考える。手術（麻酔）前は，術中，術後の輸液管理を考慮し脱水気味にコントロールすることが望ましい。一般的には，術前日に透析を行う。手術当日は，血液生化学検査，胸部X線検査等必要に応じ透析を行う。

## 症例呈示

■症　例1

59歳，男性。口部瘢痕拘縮に対し，瘢痕除去術を予定した。入院までに，肝疾患を指摘されたことはなかった。4カ月前，ガスバーナにて顔面頸部にIII度熱傷を受傷した。気道熱傷を合併したため，約30日間，当院集中治療室で人工呼吸管理を行った。集中治療室入室2カ月後より，薬物性肝障害を合併し，投与薬物の変更・中止や肝庇護薬投与を受けるも肝機能障害が続いている。入院時検査所見では，総ビリルビン15.4mg/dL，直接ビリルビン11.1mg/dL，間接ビリルビン4.3mg/dL，AST 96IU/L，ALT 79IU/L，LDH 368IU/L，ALP 2091IU/L，γGTP 656IU/L，総コレステロール502mg/dL，中性脂肪677mg/dL，空腹時血糖104mg/dLであった。ここ1カ月の肝機能検査値は，2カ月前の最高値（総ビリルビン18.2mg/dL，直接ビリルビン12.9mg/dL，AST 318IU/L，ALT 260IU/L）よりは低下していたが依然として高値であった。

■対　応

現在の肝細胞機能を的確に評価する目的で，アシアロシンチグラムを行った。その結果，肝臓への集積ならびに血液プールからの消失は速やかであり，HH15 0.5，LHL 0.97と肝細胞機能としては良好に保たれていることが明らかとなった。肝機能検査値の回復には数カ月を要することが予想されたため，これらの結果をふまえたうえで，患者本人には術後一過性に肝機能障害が生ずる可能性を説明し，予定通り手術を行った。麻酔は導入にプロポフォールを用い，亜酸化窒素・酸素・セボフルランで麻酔維持を行った。筋弛緩薬としてベクロニウムを用いた。術後，肝機能の悪化は認められなかった。

■症　例2

67歳，女性。左大腿骨頸部骨折に対し，人工骨頭置換術を予定した。既往歴として慢性心不全および慢性腎不全がある。透析は昨年から行っており，現在週3回施行している。透析中にしばしば血圧が低下し，また，水分管理が難しく肺水腫をしばしば繰り返している。胸部X線写真上CTRが60％と増大しており，また心エコー検査上，壁運動の低下と拡張能の低下が認められた。心拍出量は3L/min（EF 30％）であり，僧帽弁閉鎖不全（3/4）を伴っていた。入院時検査所見では，白血球数$9.4 \times 10^3/\mu L$，赤血球数$3.03 \times 10^6/\mu L$，ヘモグロビン濃度7.9g/dL，血小板数$244 \times 10^3/\mu L$，BUN 29mg/dL，Cr 6.4mg/dL，K 3.7mEq/L，Ca 8.0mg/dL，P 4.3mg/dLであった。

■対　応

本症例は，心機能，特に拡張能が低下しており，また透析前後で肺水腫を頻回に繰り返していることから，体液管理が困難な症例と考えられた。周術期の厳重な体液管理が必要な症例と考えられたたため，透析は手術前日に行い，また術後，緻密な呼吸循環管理を行うため集中治療室入室となった。

参考文献

1）荒川泰行, 天木秀一, 森山光彦. 肝硬変. 肝疾患診療マニュアル. 日本医師会雑誌1999 ; 122 : 220-9.
2）藤原研司, 名越澄子. 肝・胆道の疾患-肝不全・肝性昏睡. 杉本恒明, 小俣政男編, 内科学. 東京 : 朝倉書店 ; 1999, p.981-3.
3）川口良人. 腎・尿路系の疾患－慢性腎不全. 杉本恒明, 小俣政男編, 内科学. 東京 : 朝倉書店 ; 1999, p.1317-25.
4）杉本徳一郎. 糖尿病透析患者の合併症－心血管合併症. 臨床透析2001 ; 17 : 71-8.

第2章　術前コンサルテーション

# 5 血液疾患（貧血，凝固・線溶異常）

札幌医科大学医学部麻酔科　講師　**山蔭道明**
札幌医科大学医学部麻酔科　兼任助手　**紅露伸司**

## はじめに

血液疾患は，貧血（赤血球）をはじめ，凝固・線溶異常（血小板・凝固線溶因子）や易感染性（白血球）など臨床症状が多岐にわたる。また，患者の状態，手術術式，さらに麻酔法などにより，それらが術中や術後の患者の状態に大きな影響を与え，評価が難しい。術前に，何らかの血液疾患を合併している場合，どのような処置を行い，どのようなリスク評価を行い，麻酔法を選択すればよいのかについて述べる。ここではいわゆる日帰り手術に関するものは除外した[1]。

## I. 血液検査

術前スクリーニングとして，①末梢血計数検査（CBC），②凝固検査，および③線溶検査を行う。すなわち，赤血球数，ヘモグロビン濃度，ヘマトクリット値，平均赤血球容積（mean corpuscular volume：MCV），平均赤血球ヘモグロビン含量（mean corpuscular hemoglobin：MCH），平均赤血球ヘモグロビン濃度（mean corpuscular hemoglobin concentration：MCHC），白血球数，血小板数，プロトロンビン時間（PT），活性化部分トロンボプラスチン時間（APTT），フィブリノーゲン，ならびにフィブリノーゲン・フィブリン分解産物（FDP）を調べる（**表1**）。また，問診により血液疾患の既往，出血傾向の有無，および貧血症状について聴取する。

## II. 貧血

貧血を検索する場合，血液希釈に起因する偽性貧血，および血液濃縮による隠された貧血を確認しなくてはならない。貧血の症状としては蒼白，衰弱，労作性呼吸困難，頻脈，頭痛があり，症状の発現は発症の速度，患者の年齢および心血管系の状態に依存する。貧血の存在が確認された場合，原因を検索し，治療可能な場合は根本治療を，不可能な場合は対症療法を行う。

貧血により酸素運搬能は低下するが，ある程度までは酸素解離曲線の右方移動および心拍出量増加で代償される。したがって，術前のヘモグロビン濃度をどの程度補正するか，あるいはどの程度血液準備量を必要とするかは，患者の年齢，性別，貧血の程度・進行度，

表1　手術前の血液検査

| | |
|---|---|
| ①末梢血計数検査（CBC） | |
| 赤血球数（RBC）： | 男4.0～5.6×$10^6$/μL（正常値） |
| | 女3.7～4.7×$10^6$/μL |
| ヘモグロビン濃度（Hb）： | 男13.5～16.5g/dL |
| | 女11.5～14.5g/dL |
| ヘマトクリット値（Ht）： | 男40～50％ |
| | 女34～42％ |
| 平均赤血球容積（MCV）： | 80～100μ$m^3$ |
| 平均赤血球ヘモグロビン含量（MCH）： | 28～32pg |
| 平均赤血球ヘモグロビン濃度（MCHC）： | 31＝35％ |
| 白血球数（WBC）： | 4.5～8.5×$10^3$/μL |
| 血小板数（Plt）： | 150～350×$10^3$/μL |
| ②凝固検査 | |
| プロトロンビン時間（PT）： | 80～120％（10～13秒） |
| 活性化部分トロンボプラスチン時間（APTT）： | 18～28秒 |
| フィブリノーゲン： | 200～400μg/dL |
| ③線溶検査 | |
| フィブリノーゲン・フィブリン分解産物（FDP）： | ＜10μg/dL |

心肺機能，ならびに手術侵襲（予想出血量，心肺機能への影響）などによって規定される。また，同種血輸血の副作用を避けるために，輸血の必要が予想される予定手術では貯血式自己血輸血，希釈式自己血輸血，回収式自己血輸血も考慮する[2)]。

一般にはヘモグロビン濃度で男性13g/dL，女性12g/dL以下を貧血とする。ヘモグロビン濃度が9～10g/dL以下の場合は，上述の要因を考慮して術前の補正を決定する。

## III. 凝固・線溶異常

出血傾向を有する患者に手術を行うことは，大量出血を招く危険性があるとともに，硬膜外や脊椎麻酔などの神経ブロックを行った場合，血腫形成により神経圧迫や不可逆性の麻痺をきたす可能性もある。一方，過凝固傾向のある患者に手術を行うことにより，血栓の形成を助長し，深部静脈血栓症，肺血栓塞栓症，さらに播種性血管内血液凝固（disseminated intravascular coagulation：DIC）を引き起こす危険がある。

問診により凝固線溶異常が確認されない患者に対してスクリーニングとして血小板数（150～350×$10^3$/μL［正常範囲］），プロトロンビン時間（80～120％または10～13秒），活性化部分トロンボプラスチン時間（18～28秒），フィブリノーゲン（200～400μg/dL），およびフィブリノーゲン・フィブリン分解産物（10μg/mL以下）の検査を行う。従来より多くの施設で術前スクリーニング検査として行われてきた出血時間は，術中出血量との相関も乏しく再現性も低いため中止する施設が増えている[3)]。しかし，出血傾向の既往や家族歴のある患者に対して，血小板機能異常症やvon Willebrand病などの診断のためには必要な検査であるため，十分適応を選んで施行する。

### 1 検査データの解釈

検査データを適切に把握し，手術術式や麻酔法を検討したうえで，担当外科にフィードバックする（図）。

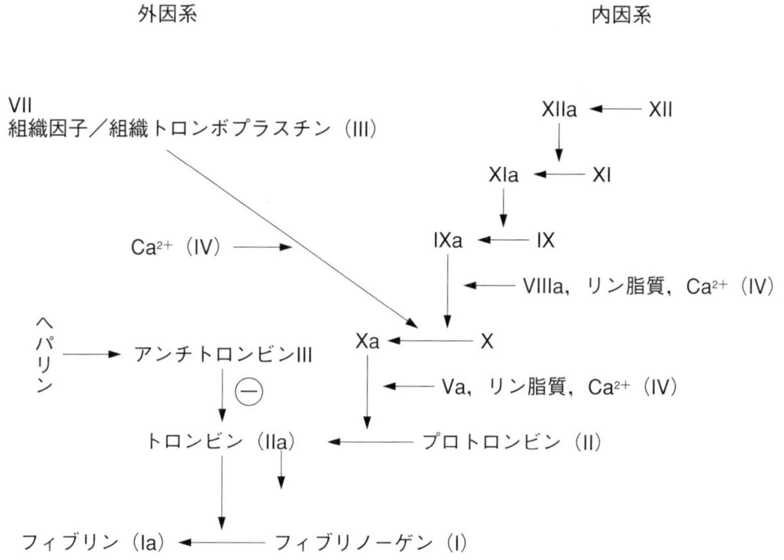


図　血液凝固のメカニズム

1）プロトロンビン時間（prothrombin time：PT）

PTは外因系因子である第I，II，V，VII，X因子の異常を反映する。先天的欠乏，肝障害，ビタミンK欠乏症，DIC，抗リン脂質抗体症候群，およびワーファリンやヘパリン投与中に異常を示す。

2）活性化部分トロンボプラスチン時間（activated partial thromboplastin time：APTT）

APTTは内因系因子である第I，II，V，VIII，IX，X，XI，XII因子，ならびに接触因子である高分子キニノーゲン・プレカリクレインを反映する。スクリーニング検査でAPTTのみの異常は血友病（第VIII［血友病A］またはIX因子［血友病B］の欠乏）を示唆する。手術前後にはそれぞれの凝固因子製剤を使用する。

3）フィブリノーゲン

フィブリノーゲン（第I因子）は，炎症，悪性腫瘍，血栓症急性期，糖尿病，腎疾患，あるいは手術後に増加し，先天異常，重症肝障害，DIC，血栓溶解療法により低下する。

4）フィブリノーゲン・フィブリン分解産物（fibrin degradation products：FDP）

フィブリノーゲンまたはフィブリンがプラスミンにより分解されFDPが生成される。FDP分画に含まれるDダイマーはXIII因子により架橋化された安定化フィブリンの分解産物であり，DICや血栓症の鑑別診断に有用である。FDPはDIC，重症血栓症，肝硬変，胸水，腹水，血性心嚢液貯留，血栓溶解療法，$\alpha_2$ PI欠乏症，細血管障害性溶血性貧血（TTP，HUSなど）で高値を示す。

## 2 周術期血液凝固モニター

手術侵襲が加わると血液凝固能が亢進する。この機序については組織切開部からの組織因子の放出と疼痛によるカテコラミンの放出が影響する。これらの血栓準備状態が肺血栓塞栓症，深部静脈血栓症，急性心筋梗塞，脳梗塞，DIC・多臓器不全などの合併症を引き起こす誘因となりうる。一方，術前に血液凝固能が低下した患者では，大量出血の可能性や脊椎・硬膜外麻酔施行の是非の問題がある。そのため，これらのリスクをもった患者の周術期には血液凝固線溶系のモニターが重要となる[4)]。

周術期にベッドサイドモニターとして利用可能なものには活性化凝固時間（activated coagulation time：ACT），トロンボエラストグラム（thrombo-elastogram：TEG），ソノクロット（viscometer）などがある。トロンボエラストグラムは，凝固促進薬・抗凝固薬の使用や遠心分離の必要がないため他の検査法に比べてバイアスの入る余地が少なく，簡単な操作で血液凝固異常をスクリーニングできる点で優れている。術中の血小板輸血の指標や術後血栓性合併症のモニターとしても有用であり，術後出血の予測に関してACTより優れているが[5)]，測定には習熟が必要であり，線溶情報が得られるまで2時間程度を要するのが欠点である。ソノクロットはより簡便でありかつ測定時間が短く，開心術をはじめとした周術期における血小板機能モニターとして有用である[6)]。

## 3 血栓性・出血性合併症のリスクをもった患者の術前管理

欧米では周術期の深部静脈血栓症など血栓性合併症の発生が多く，その予防に硬膜外麻酔が有用であるとする報告が散見される[7)]。疼痛と血液凝固能の関係についてトロンボエラストグラムを用いた検討では，吸入麻酔薬単独で麻酔を行い循環を安定させたとしても，血液凝固能の亢進は抑えられず，硬膜外麻酔，頭皮神経ブロック，あるいは消炎鎮痛薬の投与など何らかの鎮痛を行うことが凝固能亢進抑制に有用である。

近年，脳梗塞，虚血性心疾患，閉塞性動脈硬化症などの血栓性疾患の増加に伴い，抗血栓薬を服用する患者が増加している（**表2**）。また非ステロイド性抗炎症薬の多くは抗血小板作用を有しており，術前の投薬中止，麻酔法選択に慎重にならなくてはいけない。現

**表2　抗血栓薬**

**1．抗凝固薬**

| | ヘパリン | ワーファリン |
|---|---|---|
| 性質 | 水溶性 | 脂溶性 |
| 投与方法 | 非経口（静注，筋注，皮下注） | 経口 |
| 作用機序 | アンチトロンビンIII作用促進 | 肝でのビタミンK依存性凝固因子（II，VII，IX，X）の合成阻害 |
| 効果発現時間 | 投与直後 | 24時間後 |
| 作用持続時間 | 数時間 | 数日 |
| *in vitro*での作用 | あり | なし |
| 胎盤通過性 | なし | あり |
| 副作用 | 出血，血小板減少 | 出血，催奇形性 |
| 拮抗薬 | プロタミン | ビタミンK |

**2．抗血小板薬**

| 種　類 | 作用機序 | 副作用 |
|---|---|---|
| アスピリン（バファリン®）（低容量） | トロンボキサン$A_2$産生抑制 | 胃腸障害 |
| チクロピジン（パナルジン®） | 血小板アデニル酸シクラーゼ阻害 | 顆粒球減少 |
| ジピリダモール（ペルサンチン®） | 血小板ホスホジエステラーゼ阻害 | めまい，熱感 |

**3．血栓溶解薬**（詳細は「3．術後コンサルテーション 6）呼吸・循環不全」参照）

| |
|---|
| ウロキナーゼ，t-PA |

在，主に使用される抗血小板薬はアスピリン（バファリン™：トロンボキサン$A_2$産生阻害）とチクロピジン（パナルジン™：血小板アデニル酸シクラーゼ活性阻害）である。従来は，術前の抗血小板薬は血小板寿命を考慮し1週間以上前に中止するべきであるとされていたが，抗血小板薬投与中止により虚血症状（血栓症）が増悪する症例もある。したがって，血栓性疾患の重症度，手術侵襲，および脊椎・硬膜外麻酔の必要性を考慮して投与継続か中止かを決定する。投与継続を避けられない場合はヘパリンや低分子ヘパリン（アンチトロンビンIII作用の促進：図）など短時間作用で拮抗薬（プロタミン）のある薬物に変更する必要がある（15,000～20,000単位／day)。今後，抗血栓薬を中止できない症例も増えると考えられるため，ソノクロットやトロンボエラストグラムなどのベッドサイドモニターを用い，積極的に周術期の血液凝固線溶能をコントロールしていく必要がある[4)]。

副作用として抗血小板作用を有する薬物もいくつか存在する。ペニシリン，セファロスポリン，キサンチン誘導体，ビンクリスチン，コルヒチン，パクリタキセル，プロプラノール，およびクロルプロマジンである。これらの薬物は単独で強力な抗血小板作用を示すことはないが，他の抗血小板薬との併用時には注意が必要であり，術前に血小板機能検査が必要となる。

脊椎・硬膜外麻酔を施行した後に下肢の麻痺など神経学的合併症をきたした場合は，脊柱管内の血腫形成を疑い，CTやMRI検査により診断が確定した場合は可及的速やかに血腫除去術を行う。神経学的予後は血腫形成から除圧までの時間に依存し，麻痺の発生から8時間以内に手術を行った場合でも20％の症例では神経学的予後は不良であり，8時間を超えた場合は50％以上の症例の予後は不良である[8)]。

## IV．血小板減少症

血小板障害に基づく出血傾向には血小板機能異常（粘着・凝集・退縮の異常）と，血小板数減少によるものとに分類される（表3）。通常，血小板数$100 \times 10^3/\mu L$以下を血小板減

**表3　血小板障害に基づく出血傾向**

| | |
|---|---|
| ①血小板機能の異常（粘着・凝集・退縮の異常） | |
| 粘着能低下： | von Willebrand病 |
| | Bernard-Soulier症候群 |
| 凝集能・退縮能低下： | 血小板数の低下する疾患 |
| | Glanzmann病 |
| ②血小板数の減少 | |
| 消費・破壊の亢進： | DIC様疾患 |
| | 血栓性血小板減少性紫斑病（TTP） |
| | 骨髄への癌転移 |
| | 溶血性尿毒症症候群 |
| | ITP，SLE，AIDS |
| | 薬物性（リファンピシン，キニジン，ヘパリン，アスピリン） |
| | 肝硬変等のうっ血性脾腫 |
| 骨髄での産生障害： | 再生不良性貧血，悪性貧血 |
| | 放射線・化学療法 |

少症とし，精査の対象とする。

## 1 特殊疾患

表3に示した以外にもいくつか術前管理が問題となる疾患があり，注意が必要である。

### 1）特発性血小板減少性紫斑病（idiopathic thrombocytopenic purpura：ITP）

抗血小板抗体によってマクロファージで血小板が破壊される疾患である。ITPの治療法は通常ステロイドが第一選択であるが，術前に血小板数を増加させる必要のあるときには免疫グロブリン大量療法を行う。免疫グロブリン製剤は，400mg/kg/dayを5日間投与する。効果のある場合は1～7日で血小板数が増加するため，1週間前から開始する必要がある。免疫グロブリン療法に不応な場合や緊急手術症例では，トロンボエラストグラムやソノクロットなどのモニターが神経ブロックの可否や血小板製剤投与の決定などに有用である[9]。

### 2）播種性血管内凝固（DIC）

DICでは血液凝固スクリーニング検査のほとんどで異常値を呈する。敗血症ではアンチトロンビンIII（AT III）の低値に比べFDPの上昇がそれほどでもない場合があり，高サイトカイン血症を伴い全身性炎症反応症候群（systemic inflammatory response syndrome：SIRS）と呼ばれる。DICを合併した患者に，原因除去のため手術が行われることがある。血小板数が少ない場合は術前に血小板輸血を行って補正するが，消費により血小板数が期待通りに増加しない可能性がある。また，手術侵襲が加わることによってさらに血小板減少が起こる可能性もあるためベッドサイド血液凝固能モニターを行い，抗凝固療法ならびに血液製剤の補充を行う。

### 3）抗リン脂質抗体症候群[10]（表4）

抗リン脂質抗体症候群は，臨床所見として動静脈血栓症，習慣流産（子宮内胎児死亡），および血小板減少を認め，血清学的所見として抗リン脂質抗体を特徴とする後天性血栓症である。血小板減少は50～100×$10^3$/μLと，ITPに比べ軽度であることが多く，凝固検査は延長を示す。この血小板減少により出血傾向を呈する症例は少ないが，十分な臨床症状の理学所見や問診が重要である。麻酔管理としてはむしろ血栓形成の予防に注意を払うべきである。

### 4）HELLP症候群

HELLP症候群は妊娠によって発症する溶血，肝機能障害，血小板減少を3要素とする症

表4　抗リン脂質抗体症候群の臨床所見と検査所見

| A．臨床所見 | B．検査所見 |
|---|---|
| 1．血栓症 | 1．抗リン脂質抗体陽性 |
| 2．習慣流産 | 　a．梅毒反応陽性 |
| 3．神経兆候 | 　b．抗カルジオリピン抗体 |
| 　a．卒中発作 | 　c．ループスアンチコアグラント |
| 　b．てんかん | 2．クームス試験陽性 |
| 　c．偏頭痛 | 3．血小板減少 |
| 4．肺高血圧症 | |
| 5．皮膚所見 | |
| 　a．皮膚壊死 | |
| 　b．下腿潰瘍 | |

候群である。4割程度がDICを併発し，高い周産期死亡率を示す。妊娠後期に急激に発症・増悪し，分娩後に急速に症状の緩和をみることから緊急帝王切開術が施行されることが多い。本症候群を合併した帝王切開術に対する麻酔方法としては，出血傾向を伴う場合は全身麻酔がよいとされる。溶血に対してはハプトグロビンの投与，DICの合併に対してはアンチトロンビンIII，メシル酸ナファモスタット（フサン™）やメシル酸ガベキサート（FOY™）の投与が有効である。DICの重症例には血漿交換や血液浄化を行う。

### 2 周術期血小板補充療法

血小板機能異常を伴わない血小板減少の患者が外科的手術を受ける場合，$50 \times 10^3/\mu L$以下で補充療法を検討する。侵襲が大きく大量出血が予想される手術や頭蓋内手術など局所の止血が困難な場合，あるいは硬膜外麻酔や脊椎麻酔などを行う場合は目標の血小板数を高めに設定する。成人では10単位の血小板濃厚液投与により$20 \sim 40 \times 10^3/\mu L$の血小板数増加が期待できる。目標とする血小板数を考慮し輸注血小板量を決定する。

人工心肺を使用する手術は，その使用時間に比例して血小板減少がみられる。術中に血小板減少あるいは機能異常による止血困難が認められた場合は，血小板数$50 \times 10^3/\mu L$以上を目標に血小板輸血を行う。

### 3 血小板輸血副作用

近年，血小板製剤はそのほとんどが成分献血由来となり白血球の混入が激減してはいるが，感染症と同種抗原感作は血液製剤共通の課題である。輸血による抗HLA抗体の産生や移植片対宿主病（graft-versus-host disease：GVHD）など，同種抗原感作による副作用の回避には白血球除去フィルタ，放射線照射，UV照射が有効である。特に，血小板製剤は使用期限が採血後72時間以内と短時間でありリンパ球活性が高いため，白血球除去は必須である。しかし，いずれの方法も正しく行われなければその効果は損なわれてしまうため注意が必要である。現在，採血直後に血液製剤中の白血球を除去し，白血球自体およびそれにより産生されるサイトカインを除去するpre-storage filtrationの導入が検討されている。

血液製剤に好中球やリンパ球に対する抗体が存在する場合，受血者白血球と反応し，補体を活性化して輸血関連急性肺障害（transfusion-related acute lung injury：TRALI）を発症することがある。これは輸血4時間以内の寒気，発熱，呼吸困難，喀痰を伴わない咳，血圧低下，低酸素血症などが主な症状であり，胸部X線写真において多数の結節や下肺野浸潤影を認め，心拡大や肺血管陰影の増強がないことなどが特徴である。適切な人工呼吸管理により多くの症例は回復する。

白血球除去フィルタを使って輸血を行う場合にショック症状を起こすことが報告されており，循環動態の観察が必要である。原因としてブラジキニンの産生が考えられているが明確な結論は得られていない。

## V. 同種血輸血の拒否

### 1 自己血輸血での対応

宗教上の理由から，また同種血輸血による感染症が広く知られるようになり，同種血輸血を拒否する患者や極力避けるように依頼されるケースが増えつつある。同種血輸血を回避するための努力を行うことは麻酔科医の当然の責務である。同種血輸血回避のためには，術前貯血式自己血輸血，希釈式自己血輸血，低血圧麻酔，術前血小板多血漿採取および術中回収式自己血輸血などが有用な手段である。回収式自己血輸血は同種血輸血の削減に有用であるが，回収血には血小板および凝固因子が含まれておらず，さらに人工心肺を使用する手術では凝固抑制物質（ヘパリンなど）が残存している可能性もある。開心術中に回収血輸血によると考えられる血液凝固能の低下がみられる場合もあり注意が必要である。

### 2 対応

エホバの証人など宗教上の理由から同種血輸血を拒否する場合，その対応が難しい。個々の麻酔科医にも考えがあると思われるが，所属病院単位でそれに対応するための説明書や承諾書を作成しておくことが望ましい。このような患者が手術を受ける場合，事前に患者側（できるだけ親族を含む）に対して担当外科および麻酔科の責任医師から十分に説明し，納得したうえで承諾書に自署・捺印をいただくようにする。

## 症例呈示

**■症　例1**

45歳，女性，身長163cm，体重65mg。子宮筋腫による過多月経のため鉄欠乏性貧血と診断された。昨年，一過性脳虚血発作で脳神経外科に入院した。その際，低酸素血症を認め，肺梗塞症と診断され抗凝固療法が行われた。血栓の消失を認めたため，抗凝固療法を中止したところ腎梗塞症を引き起こしたため，抗凝固療法（ワーファリン）を再開した。過多月経に対してはホルモン療法で対処していたが，それによるうつ症状が出現するなどコントロール不良となったため，子宮全摘術を予定した。

**■対　応**

麻酔科外来を1週間以上前に受診してもらい，抗凝固療法継続の必要性，神経ブロックの危険性，ならびに大量出血の可能性について説明した。ワーファリンによるプロトロンビン時間の延長を認め，血流シンチグラムで肺と腎に部分的欠損を認めた。ワーファリンの経口投与を手術1週間前に中止し，ヘパリンの持続投与に変更した。手術前日，永久的下大静脈フィルタを挿入した。手術2時間前にヘパリンの投与を中止し，ソノクロットによるベッドサイドモニタで活性化凝固時間が120～150秒の範囲内にあるようにコントロールした。手術は吸入麻酔薬による全身麻酔で行った。手術当日，集中治療室に入室させ，術後3時間後よりヘパリンの投与を再開した。翌日，離床と歩行を確認した後，ワーファリンの経口投与を開始した。

**■症　例2**

68歳，女性，身長154cm，体重56kg。特発性間質性肺炎のため，ステロイドによる治療中に大腿骨頭壊死を起こしたため，人工骨頭置換術を予定した。患者は肺結核のために過去に右上中葉切除術を受けており，％VCは54％，$FEV_{1.0}$％は48％であった。3年前より特発性血小板減少性紫斑病（ITP）を合併しており，現在血小板数は$35 \times 10^3/\mu L$である。

**■対　応**

手術予定1週間以上前に麻酔科外来を受診してもらい，全身麻酔により特発性間質性肺炎の増悪ならびに呼吸機能の悪化が考えられること，さらに硬膜外麻酔などの神経ブロックを施行した際に血腫による神経圧迫症状が出る可能性について説明した。患者は神経ブロックを希望されたため，術前1週間免疫グロブリン療法を行った。手術前日，血小板数は34 × $10^3$/μLと増加していなかったため，血小板を20単位輸注した。血小板数の上昇（78 × $10^3$/μL）ならびにソノクロットにより血液凝固能が十分であることを認めたため，腰部硬膜外麻酔下で手術を行った。術後，神経症状は認められなかった。

■症　例3

15歳，女性，身長156cm，体重49kg。特発性脊柱側弯症による歩行時や起立時の背部痛ならびに労作時呼吸困難のため，前方固定と後方固定による脊柱矯正術を予定した。本人ならびに家族は熱心な「エホバの証人」信者であり，同種血輸血を拒否した。

■対　応

麻酔科外来を事前に受診してもらい，本人，家族，ならびに所属する「エホバの証人」の代表者に手術に際しての同種血輸血の可能性を説明し，それを拒否した場合生命が脅かされる危険性についても説明した。本人の血液であれば，手術前貯血式自己血輸血ならびに術中の希釈式自己血輸血に同意したため，手術を行うことに決定した。担当整形外科医を含め同意書に署名，捺印をし，最悪の場合，生命が脅かされる危険性についても明記した。事前に自己血を800mL採取した。麻酔導入後，自己血を600mL採取した。このときのヘモグロビン濃度は8.8g/dLであった。術中は低血圧麻酔とし，術中出血量は920mLであった。手術中から自己血を投与し，同種血輸血の投与は回避できた。

■ポイント

医療者側は，事前に方針を明確にしておき，患者対応の窓口の一本化を図る。しかし，患者が満足するために無輸血にするよう最大限努力することが大切である。

参考文献

1）稲本　俊, 荒川千登世, 森健次郎. Day Surgeryは今！. LiSA 1996 ; 3 : 1-21.
2）山蔭道明, 本間康之, 枝長充隆, ほか. 当院における術中輸血に関する検討. 麻酔 1998 ; 47 : 85-9.
3）川合陽子. 術前検査として必要な凝血学的検査：検査の読み方. 臨床麻酔 2000 ; 24 : 1897-904.
4）紅露伸司, 山蔭道明, 並木昭義. 麻酔薬の血小板機能に及ぼす影響と周術期の血液凝固線溶能の変化. 臨床麻酔 1998 ; 22 : 1371-82.
5）Kang YG, Borland LM, Picone J, et al. Intraoperative coagulation changes in children undergoing liver transplantation. Anesth Analg 1989 ; 71 : 44-7.
6）北口勝康, 古家　仁. ソノクロット™. 臨床麻酔 1999 ; 23 : 1197-201.
7）Tuman KJ, McCarthy RJ, March RJ, et al. Effects of epidural anesthesia and analgesia on coagulation and outcome after major vascular surgery. Anesth Analg 1991 ; 73 : 696-704.
8）Vandermeulen EP, van Aken H, Vermylen J. Anticoagulants and spinal-epidural anesthesia. Anesth Analg 1994 ; 79 : 1165-77.
9）紅露伸司, 辻口直紀, 荒川穣二, ほか. 特発性血小板減少性紫斑病患者の血液凝固線溶能の術中管理. 臨床麻酔 1997 ; 21 : 977-9.
10）小池隆夫. 抗リン脂質抗体症候群. 日内会誌 1995 ; 84 : 1569-73.

第2章　術前コンサルテーション

# 6 筋疾患

札幌医科大学医学部救急集中治療部　講師　**成松英智**

## はじめに

筋疾患は周術期全身管理にさまざまな形で影響を及ぼす。筋疾患の主症状である随意運動障害以外に，重篤な呼吸機能障害や心機能障害を合併する場合がある。また，筋弛緩薬や麻酔・鎮静薬が異常な作用性を示す疾患も多い。これらの病態は日常生活よりむしろ周術期に強く問題化する傾向がある。このような特徴をもつ筋疾患の周術期全身管理を円滑に遂行するためには，周術期という特殊条件下において筋疾患関連の病態に総合的に対処するための視点が要求される。それゆえ，術後の展開までを視野に入れた術前評価を行ううえで，麻酔科医の役割は重要である。

## I. 術前コンサルテーションのポイント

筋疾患の周術期管理においては，以下の病態に対処するための事前対策が要求される。

①運動障害：慢性的な筋収縮力低下から二次的な骨格変形，関節拘縮が生じえる。これらにより周術期の体位管理に難渋することがある。

②呼吸機能障害：呼吸筋力低下，反復性誤嚥性肺炎による慢性肺疾患，二次的な関節拘縮，胸郭変形による胸郭コンプライアンスの低下等により呼吸機能障害をきたすことが多い。また麻酔・鎮静薬による呼吸抑制が強く現れる場合がある。術後呼吸状態が一時的に悪化し，呼吸管理が必要となる症例が非常に多いので，術後呼吸管理を前提とした周術期管理計画を立てる必要がある。

③心機能障害：ミオパチーの中には心筋障害や伝導障害から慢性心不全をきたすものや不整脈管理が必要なものが少なくない。

④カリウム異常：骨格筋は体内最大のカリウム貯蔵臓器である。そのミオパチーによる脆弱性と手術侵襲，麻酔薬，脱分極性筋弛緩薬等の影響が重なり高カリウム血症を引き起こすことがある。

⑤筋弛緩薬の作用異常：非脱分極性筋弛緩薬の作用遷延や脱分極性筋弛緩薬による高カリウム血症，悪性高熱症等，筋弛緩薬が異常かつ危険な作用性を示す疾患が多い。

⑥体温異常：進行したミオパチーの筋温は正常よりも低い。この低い筋温が麻酔薬や筋弛緩薬の作用性に影響を与えることがある。また悪性高熱症が好発するミオパチーがある。

# II. 病態別解説

## 1 重症筋無力症

### 1）病態・症状

病態：本疾患は，抗アセチルコリン受容体自己抗体による自己免疫性神経筋接合部機能不全である。接合部後膜上のアセチルコリン受容体が減少する[1]。胸腺腫，自己免疫疾患の合併が多く，男女比は1：2である。

症状：反復運動時の易疲労性，脱力，筋力低下，麻痺，筋萎縮等。軽症では外眼筋麻痺（眼瞼下垂，複視等）および球麻痺（嚥下障害，反復誤嚥等）が，重症化すると四肢麻痺，呼吸筋麻痺を生じる。呼吸予備能が低下する。

### 2）評価・検査項目

呼吸機能：術後に抜管するには一回換気量が最低6mL/kg以上あることが必要である。麻酔，侵襲の影響で呼吸機能が術後一時的に悪化することが非常に多い。また，反復誤嚥による慢性閉塞性肺病変（気管支拡張症，びまん性細気管支炎等）を合併する場合がある。

### 3）術前管理

抗コリンエステラーゼ薬（ネオスチグミン，フィゾスチグミン等）により神経筋接合部伝達機能を増強させ，運動症状を改善させておく。ムスカリン症状（徐脈，気道分泌亢進）にはアトロピン投与で対処する。抗コリンエステラーゼ薬の連用により患者は副交感神経系優位状態にあり，眼球心臓反射（徐脈，血圧低下）等の副交感神経反射が強く発現しやすくなっている。そのため手術当日の抗コリンエステラーゼ薬は可能であれば減量する。自己免疫抑制のための副腎皮質ステロイドや他の免疫抑制剤（シクロスポリン等）は手術当日まで続ける。手術直前のプラズマフェレシスも有用である。呼吸機能の低下や長期臥床による背側無気肺が見られる場合には，術前から肺理学療法による喀痰排泄を行う。前投薬のうち，鎮静薬は筋力低下を増悪させるので必要最低限の投与とする。麻酔および術後鎮痛のための硬膜外ブロックは有用であるが，アミド型局所麻酔薬を使用する（エステル型は禁忌）。

### 4）術中・術後にかけての準備事項

術後には筋力低下症状が高頻度に増悪する。スキサメトニウムは感受性が低く，またPhase IIブロックへ移行しやすいため相対的禁忌薬物であるが，緊急時には使用されうる。非脱分極性筋弛緩薬に対する感受性は逆に高く，少量の短時間作用型（ベクロニウム等）の筋弛緩モニター下での使用は問題ないことが多いが，作用が遷延した症例も非常に多い。また侵襲ストレスによる術後クリーゼ（筋力低下の増悪）発生も多い。術後呼吸機能低下が見られた場合には回復まで人工呼吸を続ける以外にないが，抜管できた場合でも再増悪に備えて最低24時間の呼吸状態の重点観察は必須である。そのため，集中的かつ即応的な術後観察・治療体制の事前確保が術前から行われる必要がある。

## 2 筋ジストロフィ

### 1）病態・症状

病態：遺伝性の原発性変性ミオパチーで，多くの遺伝型，病型がある（**表1**）。ジストロフィン等の筋細胞内タンパクの欠損に起因する[2]。主病態である骨格筋の変性に心筋障害，平滑筋障害，知能障害を合併する。

表1　筋ジストロフィの分類

| | Duchenne型 | Becker型 | 福山（先天）型 | 顔面肩甲上腕型 | 肢体型 |
|---|---|---|---|---|---|
| 性差 | 男のみ | 男のみ | なし | なし | なし |
| 遺伝様式 | X染色体劣性 | X染色体劣性 | 常染色体劣性 | 常染色体優性 | 常染色体劣性・優性 |
| 遺伝子異常 | dystrophin | dystrophin | Fukutin | 未解明 | myotilin, sarcoglycan他 |
| 初発年齢 | 幼児期 | 幼児期から青年期 | 新生児・乳児期 | 少年期 | 幼児期から少年期 |
| 症状の進行 | 急激 | 中等度 | 急激 | 緩徐 | 緩徐 |
| 一般的予後 | 20歳代で死亡 | 40歳代まで生存可能 | 20歳代で死亡 | 良い | 良い |
| 筋障害部位 | 体幹・四肢近位筋 | 体幹・四肢近位筋 | 体幹・四肢筋 | 顔面・肩甲部・上腕 | 四肢近位筋 |
| 筋偽性肥大 | ＋＋＋ | ＋＋ | ＋ | ＋− | ＋ |
| 関節拘縮 | ＋＋＋ | ＋− | ＋＋＋ | ＋− | ＋ |
| 骨格・胸郭変形 | ＋＋＋ | ＋− | ＋＋＋ | ＋− | ＋ |
| 呼吸機能障害 | ＋＋＋ | ＋＋ | ＋＋＋ | ＋ | ＋ |
| 心筋障害 | ＋＋＋ | ＋＋ | ＋ | ＋ | ＋ |
| 知能障害 | ＋ | ＋ | ＋＋＋ | − | − |

症状：症状，重症度は病型により多様である。ここでは，最重症かつ最多頻度のDuchenne型について述べる。4歳前後から顕性化する筋力低下が骨格筋症状の主症状である。球筋筋力低下から嚥下障害，誤嚥が生じる。変性した筋は拘縮し，仮性肥大を起こす。拘縮の慢性化により脊柱彎曲を生じ胸郭コンプライアンスは低下する。呼吸筋力低下，排痰力低下，反復誤嚥，胸郭変形による拘束性換気障害から呼吸予備能は低下し，進行すると呼吸不全に進展する。心筋障害（拡張型あるいは閉塞性心筋症）は進行性の心不全と特有な心電図所見（下記）を呈する。平滑筋障害により消化管運動性は低下し急性胃拡張が生じえる。軽度知能障害が多くの症例に合併する。

2）評価・検査項目

遺伝素因：X染色体劣性遺伝するので，男児でかつ血縁者の家族歴があれば症状が明らかでなくても術前に筋生検による確定診断を行っておく。

呼吸機能：動脈血ガス分析および呼吸機能検査で拘束性換気障害の程度を確認しておく。胸郭変形等で拘束性障害が強い場合，筋弛緩による自発呼吸停止下の陽圧人工呼吸で換気不全が生じる場合があり要注意である。

心機能：心筋症は進行すると心不全を呈する。心不全症状が運動障害による酸素消費量減少にマスクされ不顕性化していることがある。その場合，術中に心不全が顕性化しえるので注意を要する。心エコー検査で心室壁の運動性，駆出率等をチェックし，低ければうっ血性心不全に準ずる管理体制を整える。洞性徐脈，P−R短縮，$V_1$誘導の高いR波，側壁あるいは肢誘導のQ波が特徴的心電図所見である。

3）術前管理

術後の肺合併症予防のため，術前から呼吸・排痰訓練を行っておく。頭頸部の骨格変形および筋・関節拘縮等で挿管困難が予想される場合には気管ファイバー等の特殊挿管法のための事前準備が必要である。消化管運動障害による胃内容物貯留に対しては，十分な絶食時間をとったうえで胃管を留置しておく。悪性高熱症発症が多数報告されているので，静注用ダントロレン，冷却補液等を手術室内に用意しておく（悪性高熱症参照）。

4）術中・術後にかけての準備事項

非脱分極性筋弛緩薬に対する感受性が高いのが一般的で，筋弛緩モニター下で短時間作用型（ベクロニウム等）を用いても作用が遷延した症例もある。また麻酔終了後の呼吸停止例，不整脈による術中，術後心停止例および悪性高熱症発症例もある。そのため，術前から術後集中観察・治療体制を確保しておくことが必要である。

## 3 筋緊張性ジストロフィ

1）病態・症状

病態：筋収縮後に筋が弛緩できず収縮が持続し筋強直を呈する常染色体優性遺伝性疾患。細胞膜イオンチャネル異常による筋線維の反復放電が筋強直の原因である。好発年齢は30～40歳代。

症状：随意運動後の筋の弛緩が速やかに行えない。初発症状は筋緊張で，進行すると筋力低下と筋萎縮が現れる。好発部位は遠位筋および頭頸部筋である。筋力低下と筋緊張により上下肢運動障害，換気障害および嚥下障害が現れる。口腔咽頭筋力低下による反復性誤嚥，呼吸筋力低下，および気管支平滑筋異常により換気障害が生じる。中枢神経系異常により二酸化炭素に対する換気応答性が減弱する。心筋症（うっ血性心不全）および伝導障害（脚ブロック，房室ブロック，洞不全症候群等）を呈する[3]。その他，平滑筋機能障害，知能低下，胆石，脱毛，耐糖能異常，白内障等を合併する。

2）評価・検査項目

呼吸機能：呼吸機能検査，動脈血ガス分析，X線透視下での横隔膜運動（収縮能および筋緊張症状の確認）。

心機能：心エコー検査で心室壁の運動性，駆出率等をチェックし，低ければうっ血性心不全に準ずる管理体制を整える。

不整脈：12誘導心電図，ホルター心電図。

3）術前管理

前投薬の鎮静薬，鎮痛薬で遷延性呼吸抑制をきたすことがあり要注意である。術中完全房室ブロックに備えて体外式一時的ペースメーカを準備する。喀痰排泄機能が低下しているので術前から排痰ドレナージを行っておく。

4）術中・術後にかけての準備事項

麻酔薬による遷延性呼吸抑制が多発する。術後の精神的，身体的ストレスにより筋緊張症状が増悪する場合がある。術後体温下降によるシバリングは筋緊張症状を増悪させる。非脱分極性筋弛緩薬の作用が遷延する場合がある。術後心停止例や悪性高熱症発症例の報告も多い。これらのことから術前から術後の呼吸管理および集中治療体制を確保しておく必要がある。

## 4 悪性高熱症

1）病態・症状

病態：骨格筋細胞内のカルシウム代謝異常[4]に起因する致死的な発熱症候群。全身麻酔に関連した周術期の発症が多い。

症状：急激な発熱，致死的レベルの高熱，筋強直，アシドーシス，循環不全等の多くの症状が同時進行する（**表2**）。劇症型では短時間に全身状態が悪化する。

表2　悪性高熱症の症状および所見

| |
|---|
| 症状 |
| ・体温：高体温（40℃以上）あるいは急激な体温上昇（0.5℃/15分以上） |
| ・骨格筋：全身あるいは一部の筋強直 |
| ・循環：頻脈，致死性不整脈，血圧の上昇あるいは下降，末梢循環不全，DIC |
| ・代謝：低酸素血症，高炭酸ガス血症（$Sp_{O_2}$低下および$ET_{CO_2}$上昇）<br>混合性アシドーシス，高乳酸血症 |
| ・皮膚：発汗，熱感，チアノーゼ，大理石様紋様 |
| ・その他：赤褐色尿，頻呼吸，全身状態悪化 |
| |
| 検査所見 |
| ・血液ガス分析：pH，$Pa_{CO_2}$，$Sa_{O_2}$，$S\bar{v}_{O_2}$，BEの低下，$Pa_{O_2}$の上昇 |
| ・血液検査：$K^+$，BS，CK，AST，ALT，LDH，Cr，ミオグロビン，乳酸の上昇，<br>DIC所見 |
| ・尿検査：ミオグロビン尿 |
| ・モニター：$Sp_{O_2}$低下，$ET_{CO_2}$上昇 |

2）評価・検査項目

原因不明のCK高値，遺伝性ミオパチー，筋の異常を疑わせる症状（斜視，腓返り，眼瞼下垂，日射病，熱射病，運動後の不明熱・赤褐色尿等），自然気胸，等が悪性高熱症症例に多く認められる既往歴である。素因が常染色体優性遺伝するので，血縁者に既往がある場合には詳細な情報収集を行う必要がある。筋生検による細胞内カルシウム代謝（Ca induced Ca release：CICR）異常の検索は素因の有無の確認に有用であるが，結果を得るのに時間がかかる。

3）術前管理

麻酔薬，麻酔法の変化により悪性高熱症の発生率は低下している。また素因を認めた症例が必ず発症するとも限らない。しかし発症はいまだ散発しており，発症時の重篤性，緊急性を考慮すると，症例に既往や素因が認められる場合には発症に備えた事前準備が必須である。ペチジン，アトロピン，ケタミンは，発症を誘導しえる禁忌薬物であり，前投薬には使用しない。既往や素因が明らかな場合には経口ダントロレンの前投与が行われることがある。悪性高熱症の発症は一般に急激であり，分単位の処置の遅れが予後を左右する。そのため静注用ダントロレンの他，大量の冷却補液，冷却用ブランケット，氷嚢を造るための氷等の事前準備が必須で，それらを即時使用可能な状態にしておく。これらの準備は発症後から始めたのでは遅く，対処が間に合わない事態が生じる。

4）術中・術後にかけての準備事項

悪性高熱症が発症した場合，症状緩解までの数日間全身管理が必要となる。重症例では代謝の異常亢進をベースにした全身状態の悪化とホメオスタシスの崩壊をきたし，その全身管理は容易なものではない。また術後周術期の遅発性発症も珍しくない。そのためたとえ手術時に発症を認めなかった症例でも術後最低24時間の観察・集中治療体制の準備は必須である。

# 症例呈示

■症　例1

49歳，女性。約3年の重症筋無力症の病歴があり，年に2～3回の割合で軽度のクリーゼを反復していた。球筋麻痺による反復性誤嚥性肺炎により気管支拡張症を併発していた。重症筋無力症治療のため胸腺摘出術が予定された。非発作時の呼吸，運動には問題なく，術前に肺炎を認めなかった。ステロイド服用は継続していた。

■対　応

術前の呼吸機能検査を依頼し，軽度の閉塞性肺疾患との結果を得た。前投薬はブロマゼパム2mg経口投与とアトロピン0.5 mg筋注とした。ネオスチグミンとステロイドは手術当日まで常用量を継続させた。術後管理に備えICU入室を予定した。全身麻酔（亜酸化窒素・酸素・イソフルラン＋ベクロニウム）に頸部硬膜外ブロックを併用して胸腺摘出術が試行された。術中は問題なく経過したが，術後クリーゼを生じ自発呼吸が非常に弱くなり人工呼吸管理となった。術後2日目から左下葉肺炎と成人呼吸窮迫症候群（adult respiratory distress syndrome：ARDS）が出現し，肺酸素化能が急激に低下した。排痰ドレナージ，抗生物質の投与，ならびにステロイド増量を行った。その後，肺炎およびARDSは改善したが，呼吸筋力低下の回復は遅く呼吸器離脱に難渋し，抜管は術後10日目となった。

■ポイント

このように重症筋無力症の術後に遷延性の呼吸筋力低下および呼吸器合併症が生じて長期呼吸管理となることは珍しくない。術前の呼吸状態に特に問題がない症例でも長期呼吸管理を前提とした周術期管理計画を立てておくべきである。

■症　例2

18歳，男性。自然気胸から肺尖部肺囊胞が発見され，囊胞縫縮術を予定した。自然気胸の他，原因不明の高CK血症，運動後不明熱および赤褐色尿の既往があった。

■対　応

既往から悪性高熱症素因を強く疑い，①高CK血症の精査が必要，②緊急手術ではなくCK正常化まで手術を待機可能，③ダントロレン，冷却ブランケット等の悪性高熱症発症時に対応するための薬物・機材の準備に時間を要する，等の理由から，手術延期とした。高CK血症の原因は解明できなかったが，2カ月後にはCK値が正常範囲内に低下した。手術延期の約4カ月後，頸部硬膜外ブロックとNLA（フェンタニル，ミダゾラム）下に肺囊胞縫縮術を行った。術中は著変なく経過したが，覚醒確認後の抜管を契機に悪性高熱症が発症した［発熱（2.0℃/15分以上），筋強直，意識混濁，口唇チアノーゼ，$Sp_{O_2}$の低下］。体温が38.5℃に至った時点でダントロレン2mg/kgの静注を開始した。その直後に筋強直と体温上昇は治まったが，解熱は緩徐で平熱化までに2日を要した。その後の経過は良好であった。

■ポイント

発症を想定した事前準備（薬物，機材，医療スタッフの教育）により発症時の対応が迅速に行えたため，悪性高熱症の重症化を回避し，有効な治療を行うことができた。万全の術前準備が効を奏した1例であった。

## 参考文献


1) Lindstrom JM. Acetylcholine receptors and myasthenia. Muscle Nerve 2000 ; 23 : 453-77.

2) Brown RH Jr. Dystrophin-associated proteins and the muscular dystrophies. Ann Rev Med 1997 ; 48 : 457-66.

3) Nguyen HH, Wolfe JT 3rd, Holmes DR Jr, et al. Pathology of the cardiac conduction system in myotonic dystrophy : a study of 12 cases. J Am Col Cardiol 1988 ; 11 : 662-71.

4) 弓削孟文. 悪性高熱症－最近の知見－. 麻酔 1994 ; 43(増) : 1882-9.

第2章　術前コンサルテーション

# 7 内分泌・代謝疾患

札幌医科大学医学部麻酔科　助手　藤村直幸

## I. 糖尿病

1997年に行われた厚生省による糖尿病実態調査で，糖尿病の強く疑われる人は690万人，可能性を否定できない人を含めると1370万人とういう推定結果が公表された。このように糖尿病の頻度は増加しており，手術麻酔において，糖尿病患者に接する機会も増えている[1)]。

### 1 糖尿病の診断基準（表1）[2)]

1999年に糖尿病の診断基準が改訂された。

### 2 糖尿病の分類（表2）[2)]

日本糖尿病学会によると糖尿病は成因に基づき大きく四つに分類される。

表1　日本糖尿病学会の新基準

| | 正常域 | 糖尿病域 |
|---|---|---|
| 空腹時値<br>75gOGTT 2時間値 | ＜110（6.1）<br>＜140（7.8） | ≧126（7.0）<br>≧200（11.1） |
| 75gOGTTの判定 | 両者をみたすものを正常型とする | いずれかをみたすものを糖尿病型とする |
| | 正常型にも糖尿病型にも属さないものを境界型とする | |

静脈血漿値，mg/dL，（　）内はmmol/L
随時血糖値≧200mg/dL（11.1mol/L）の場合も糖尿病型とみなす
1. 糖尿病型に属する高血糖が別の日に行った検査で2回以上確認できれば糖尿病型と診断できる。
2. 糖尿病型を示し，かつ次のいずれかの条件がみたされた場合は，一回だけの検査でも糖尿病と診断できる。
   - ・糖尿病の典型的症状（口渇，多飲，多尿，体重減少）の存在
   - ・HbA1c≧6.5％（日本糖尿病学会グリコヘモグロビン標準化委員会の標準検体で補正した値として）
   - ・確実な糖尿病性網膜症の存在

（糖尿病の診断基準に関する委員会報告. 糖尿病 1999 ; 42 : 385‐404. より改変引用）

表2　糖尿病の分類と診断基準

| | |
|---|---|
| I | 1型糖尿病：膵β細胞の破壊，通常は絶対的インスリン欠乏に至る |
| A | 自己免疫性 |
| B | 特発性 |
| II | 2型糖尿病：インスリン分泌低下を主体とするもの，インスリン抵抗性が主体で，それにインスリンの相対的不足を伴うものなどがある |
| III | その他の特定の機序，疾患によるもの |
| A | 遺伝因子として遺伝子異常が同定されたもの<br>・膵β細胞機能に関わる遺伝子異常<br>・インスリン作用にかかわる遺伝子異常 |
| B | 他の疾患，病態に伴うもの<br>・膵外分泌疾患<br>・内分泌疾患<br>・肝疾患<br>・薬物や化学物質によるもの<br>・感染症<br>・免疫機序によるまれな病態<br>・その他の遺伝的症候群 |
| IV | 妊娠糖尿病 |

（糖尿病の診断基準に関する委員会報告. 糖尿病 1999 ; 42 : 385-404. より改変引用）

## 3 術前評価

### 1）糖尿病コントロールの評価

血糖値ならびにHbA1c，フルクトサミンからみたコントロール状態の評価を行う。空腹時血糖値，食後血糖は糖尿病のコントロールの指標として重要である。低血糖をきたさない範囲で，24時間にわたってできるだけ正常値を保つのが目標である。HbA1cは，過去の平均的な血糖値を反映している。過去約1～2カ月に及ぶ血糖コントロール状態をおおまかに知ることが可能である。フルクトサミンは，HbA1cよりも短期間，過去約2週間の平均的血糖値を反映する。それゆえ血糖コントロール状態が変化しつつある時期の検査として適している。

a）食事，運動療法により糖尿病をコントロールされている患者：正常人と同様に管理する。

b）経口薬により糖尿病をコントロールされている患者：スルフォニルウレア（Su剤）トルブタミドの作用時間は6～12時間，クロルプロパミドは24～60時間，グリベンクラミドは12～24時間の作用時間を有する。クロルプロパミドは作用時間が長いことから術前1週間前から，トルブタミドやグリベンクラミドに変更することが望ましい。血糖値がよくコントロールされている場合は，当日朝の投薬を中止し，術後に再開する。血糖値のコントロールが難しい患者の場合は，手術当日にインシュリン，糖，カリウムを投与することにより血糖を管理する。

ビグアナイドの作用時間は6～8時間である。副作用として乳酸アシドーシスが有名である。このため手術当日にインシュリン，糖，カリウムを投与することにより血糖を管理することが望ましい。

c）インシュリンにより糖尿病をコントロールされている患者：長時間作用型のインシュリンで管理されている患者は，手術2～3日前には，短時間作用インシュリンに替え，通常1日に2回の割合で与える。

d）緊急手術の場合：患者の糖尿病のコントロール状態を把握する。術中，術後の低血糖（特に長時間作用性の薬物により血糖を管理されている場合），ケトアシドーシスの発生に留意すべきである。

予定手術の場合は，糖尿病患者はできるだけ朝一番の手術が望ましい。また，術前に血漿中のカリウムと糖は測定する必要がある。手術当日は，インシュリンの皮下注は避け，点滴静注により血糖を管理する。

2）糖尿病性合併症の検索

高血糖にさらされた血管が障害されて生じた血管病変が主体となる。病変の生じた血管のサイズにより，細小血管症と大血管症に大別される。前者は，糖尿病の3大合併症とされる網膜症，腎症，神経障害など，そして後者は，脳血管障害，虚血性心疾患，閉塞性動脈硬化症などの原因となる。

最も注意すべきことは虚血性心疾患の合併の有無である。虚血性心疾患は，糖尿病患者では高頻度に発症し，しかも重症化しやすいことが知られている。糖尿病患者では冠動脈障害死が近年増加しているといわれている。また無痛性の心筋梗塞が多いとされている。糖尿病患者に対しては本症の合併を疑うことが必要である。そして運動耐用能力や手術の内容により，必要があればストレステストを行うことが必要である。

糖尿病性腎症は，徐々にかつ連続的に進行する病態である。特に透析期には心血管系の異常が患者の生命予後を決定する因子となることが多いので注意深い管理が必要である。透析治療中の糖尿病患者は，非糖尿病透析患者に比較して死亡のリスクは2倍であり，生命予後が悪いことが知られている。

## II. 甲状腺機能亢進症

### 1 分類（表3）[3)4)]

表3　甲状腺機能亢進症の分類

A　甲状腺でのホルモンの合成・分泌が亢進しているもの
- 甲状腺刺激物質による（Basedow病，胞状奇胎）
- 甲状腺の自律的活動亢進による（中毒性多結節性甲状腺腫，機能性線腫）
- TSH過剰による（TSH産生腫瘍）

B　甲状腺の活動亢進を伴っていないもの
- 甲状腺の破壊によって過剰のホルモンが分泌される場合（亜急性甲状腺炎，無痛性甲状腺炎）
- 甲状腺のホルモンの過剰摂取による
- 異所性甲状腺組織による（卵巣甲状腺腫，機能性甲状腺濾胞腺癌）

（中村浩淑．内分泌系疾患－甲状腺機能亢進症－．杉本恒明，小俣政男編．内科学．東京：朝倉書店；1999. p.1397－402.
Farling PA. Thyroid disease. Br J Anaesth 2000 ; 85 : 15－28. より改変引用）

### 2 術前評価

1）甲状腺機能の評価

血中甲状腺ホルモン濃度を測定する。甲状腺ホルモンにはサイロキシン（T4），トリヨードサイロニン（T3）があり，おのおの遊離型のもの（freeT3，freeT4）と蛋白結合型のものがある。遊離型が活性をもつため，freeT3，freeT4の測定は，実際に甲状腺ホルモンが過剰なのか不足なのか知る指標となる。このため，T4，T3濃度の測定は甲状腺機能検査としての利用価値が少なくなってきている。一方，血中甲状腺刺激ホルモン（thyroid stimulating hormone：TSH）濃度は，甲状腺機能低下症の治療経過を評価するうえで有用である。

a）画像診断

甲状腺の肥大（気管の偏位ならびに圧迫）をCTならびにX線写真にて評価する。

b）心機能評価

心電図にて心房性不整脈の合併の有無を，また心不全症状をチェックする。

### 3 術前管理のポイント

薬物療法により正常機能に回復した状態で行うのが原則である。

甲状腺機能亢進症に用いられる薬としてはチアマゾール，プロピルチオウラシルが一般的によく用いられている。初期量としてチアマゾールで30mg/day以上，プロピルチオウラシル300mg/day以上を投与する。効力が現れるのは約8日で，6～8週間でfreeT3, freeT4が正常化する場合が多い。TSHは少し遅れて正常となる。一日6mg以上の大量のヨードには，甲状腺のホルモン分泌抑制，合成抑制作用がある。効果の発現は速やかで，2～7日以内に発現し，投与開始後10～15日後に最大の効果が得られる。しかし，効果は一時的であり，2週間から6カ月の間に70％以上に機能亢進に逆戻りするescape現象が生じる。このため，甲状腺クリーゼ，抗甲状腺薬で副作用が生じた場合や，本症例のように早急に機能を正常化する必要がある場合に用いられる。

ヨードアレルギーのため用いることができない患者では，炭酸リチウムを使用することがあるが副作用が多く血中リチウム濃度の測定が必要である。副腎皮質ホルモンは末梢におけるT4からreverse T3への代謝を促進し，血中T3を減少させ，また甲状腺ホルモン分泌抑制作用をもつ。術前の甲状腺機能コントロールや甲状腺クリーゼの治療に用いる。また対症療法として，$\beta$遮断薬やマイナートランキライザを併用する。頻脈，震え，発汗などの症状がある場合にはプロプラノロール投与を開始する。プロプラノロールは手術当日まで投与を継続する。しかしながら喘息がある場合には禁忌である。心不全を伴っている場合には利尿薬やジギタリスを投与する。

## III. 甲状腺機能低下症

### 1 分類（表4）[5]

### 2 甲状腺機能の評価

血中甲状腺ホルモン濃度（freeT3，freeT4），サイロキシン結合グロブリン（thyroxine binding globulin：TBG），血中TSH濃度を測定する。

循環器症状（心拡大，心膜液貯留，徐脈等）をチェックする。

**表4　甲状腺機能低下症の分類**

A　甲状腺性／原発性
1　後天性
・甲状腺の破壊によるもの（慢性甲状腺炎，特発性粘液水腫等）
・外因性の機能抑制によるもの（甲状腺全摘術後等）
2　先天性
・甲状腺の発育異常（無形性，低形成）
・甲状腺ホルモン合成障害
・TSH不能症
・胎生期における母体からの影響（抗甲状腺薬）

B　中枢性
・下垂体性／二次性
・視床下部性／三次性

C　甲状腺ホルモン不能症

（中村浩淑．内分泌系疾患－甲状腺機能低下症－．杉本恒明，小俣政男編．内科学．東京：朝倉書店；1999．p.1402-5．より改変引用）

呼吸機能をチェックする。

### 3 術前管理のポイント

ホルモン療法を受けている場合には，麻酔管理上問題となることは少ない。一方，未治療の甲状腺機能低下症の患者を手術した場合は死亡率が非常に高いことが知られている。予定手術の場合は，甲状腺製剤を投与し，血中のホルモン値が正常となるまで手術を延期する。l-T4（レボチロキシンナトリウム）はl-T3（リオチロニンナトリウム）よりも半減期が長く，作用発現も緩徐であることからよく用いられている。l-T4は体内に吸収され，変換酵素により活性型のトリヨードサイロニンに変換され効果を発揮する。また，緊急の場合には，点滴静注も考慮する（製剤としては市販されていないので，薬剤部に依頼して調合してもらう必要がある）。なお，甲状腺機能低下症の患者では，鎮痛薬，鎮静薬に対する感受性が亢進していることが知られているので注意が必要である。

なお，急激に甲状腺ホルモンを投与したときには，心筋梗塞の発生に注意する。

副腎不全を合併している場合には，副腎不全に対する治療を行った後に甲状腺ホルモンを投与する。また，甲状腺機能低下症の患者は，副腎皮質ステロイドに対する反応性が低下しているため，手術侵襲が大きい手術では，ステロイドカバーを考慮する。

## IV. 褐色細胞腫

褐色細胞腫は，副腎髄質，傍神経節に存在するクロム親和性細胞より発生するカテコラミン産生腫瘍である。カテコラミンおよびその代謝産物が腫瘍組織内，血中，尿中で増加している。したがって褐色細胞腫の主要な臨床症状は，過剰に分泌されたカテコラミンによる。ノルアドレナリンのみの過剰分泌はノルアドレナリン型，ノルアドレナリンとアドレナリンとも過剰分泌される場合はアドレナリン型と分類する。

### 1 術前管理のポイント

術前の薬理学的治療として，カテコラミン過剰の是正のためにα遮断薬，β遮断薬，カルシウム拮抗薬を用いる[6)]。基本的にはα遮断薬により血管を拡張させ，血圧低下ならびに循環血漿量を増加させる。α遮断薬投与後に頻脈や不整脈が増強した場合にはβ遮断薬を併用する。β遮断薬を単独で使用した場合は，骨格筋の血管拡張が減少し，末梢血管抵抗が上昇し，結果的に血圧が上昇するため，単独投与は禁忌とされている。高血圧クリーゼのように緊急的な場合にはカルシウム拮抗薬を投与する。

全身麻酔を行う際には，循環動態が安定化しているかどうか評価する。具体的には，血圧，心拍数，不整脈のコントロールがなされているか，循環血液量の回復がなされているかチェックする。

## 症例呈示

■症　例1

67歳，男性。結腸癌に対し右半結腸切除術を予定した。20年前より糖尿病を指摘され，現在スルフォニルウレア剤にてコントロールされている。入院時検査所見では，総CHO 208mg/dL，中性脂肪187mg/dL，空腹時血糖92mg/dL，HbA1c 6.9％（正常：4.0～6.1），24時間Ccr 55.8mL/min（96.6～157.9），尿糖（＋/－），尿ケトン体（－），尿蛋白（3＋）であった。心電図上，左室肥大，horizontal ST低下（II，III，aVF，V5～6），ST上昇（$V_{1\sim3}$），inverted T（III）を認めた。階段は2階まで昇降可能であるが息切れがする。胸痛を感じたことはない。

■対　応

本症例は，糖尿病性腎症をきたしており，さらに心電図上虚血性変化が認められたため，無症候性心筋虚血の有無を循環器内科に依頼した。マスターダブルテストを行ったところ，$V_{4\sim6}$，I，aVL，II，III，aVFでST低下を認めた。またペルサンチン負荷心筋シンチにおいても左回旋枝領域に可逆性の虚血性変化を認めた。これらの検査結果より，虚血性心疾患の合併が強く疑われたため，冠動脈造影検査を行ったところ，#1：100％，#7, 8：90％，#12, 14：90％の狭窄を認めた。しかしながら石灰化が強く経皮的冠動脈形成術の施行は不可能と判断された。本症例は，周術期の心筋梗塞ならびに心不全の発症の可能性が高かったが，現疾患が悪性である点を考慮に入れ，術後，集中治療室に入室することで麻酔可能と判断した。

■症　例2

49歳，女性。子宮筋腫に対して腹式子宮全摘術を予定した。3年前に甲状腺機能亢進症と診断され，アイソトープ加療（$^{131}I$）を受けた。その後，経過観察となり内服治療は受けていなかった。今回，当院麻酔科問題症例外来受診となった。入院時検査所見では，血圧110/70mmHg，心拍数72/分，体温36.6℃，TSH＜0.01，freeT3 5.98pg/mL（正常：2.6～5.1），freeT4 1.85ng/mL（2.6～5.1）であった。

■対　応

本症例は，入院時血液生化学検査でFreeT3の上昇が認められた。このため，甲状腺機能亢進症のコントロールを行うために手術を延期し，無機ヨードの投与を開始した。投与2週間後の検査でTSH＜0.01，freeT3 4.47pg/mL，freeT4 1.63ng/mLとfreeT3が正常値になったため手術可能と判断した。

■ポイント

甲状腺機能亢進症がコントロールされていない状態で，安易に麻酔・手術を行うと重篤な合併症を生じる可能性がある。緊急手術症例以外は手術を延期し，甲状腺機能の正常化を図ることである。

■症　例3

62歳，男性。甲状腺機能亢進症と診断され内服治療を行っていたが，コントロール不良であるため甲状腺亜全摘術を予定した。入院時検査所見では，血圧130/70mmHg，心拍数82/分，体温36.6℃，TSH＜0.01，freeT3 5.40pg/mL，freeT4 0.77ng/mLであった。

■対　応

CT検査では，巨大甲状腺腫による気道の圧迫，偏位を認めた（図1，2）。本症例は，導入時，気道閉塞による換気困難が予想されたため，経皮的心肺補助（percutaneous cardio pulmonary support：PCPS）準備下に麻酔導入を行うこととした。

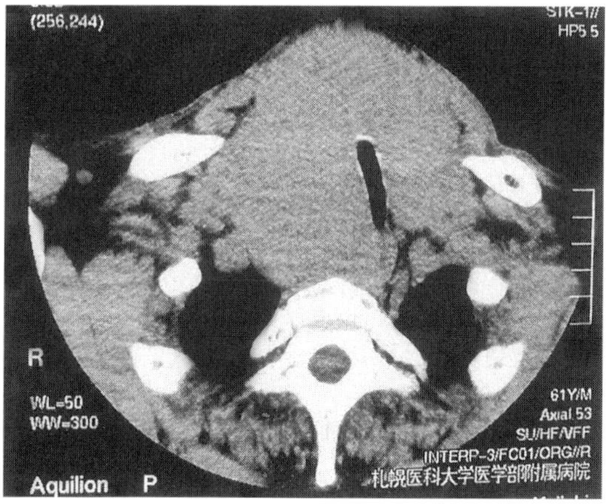


図1　頸部CT検査

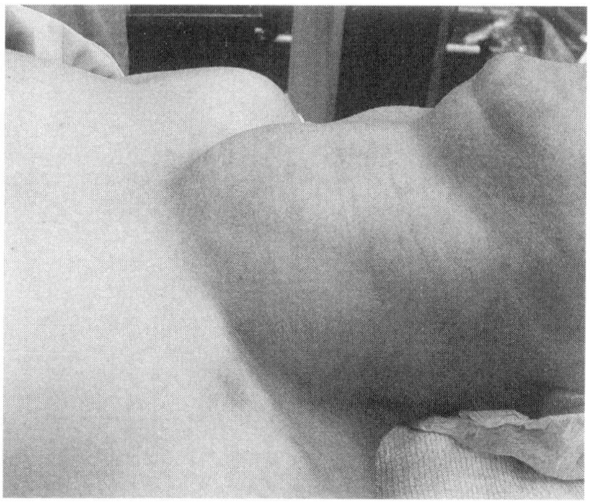

図2　巨大甲状腺腫

■ポイント

巨大甲状腺腫の場合，筋弛緩薬の投与は気道の急激な閉塞を生じる可能性がある。意識下に気管挿管をすることが望ましい。その際に，気管支ファイバーによる気道観察は気道閉塞の評価に有用である。

参考文献

1）高橋義彦, 門脇　孝. わが国の糖尿病の現況－原因, 遺伝因子, 各国との比較など－. 臨床透析 2001 ; 17 : 7－13.
2）糖尿病の診断基準に関する委員会報告. 糖尿病 1999 ; 42 : 385－404.
3）中村浩淑. 内分泌系疾患－甲状腺機能亢進症－. 杉本恒明, 小俣政男編. 内科学. 東京 : 朝倉書店 ; 1999. p.1397－402.
4）Farling PA. Thyroid disease. Br J Anaesth 2000 ; 85 : 15－28.
5）中村浩淑. 内分泌系疾患－甲状腺機能低下症－. 杉本恒明, 小俣政男編. 内科学. 東京 : 朝倉書店 ; 1999. p.1402－5.
6）Prys-Roberts C. Phaeochromocytoma - recent progress in its management. Br J Anaesth. 2000 ; 85 : 44－57.

第2章　術前コンサルテーション

# 8 小児（感染症，先天性疾患，予防接種など）

北海道立小児総合保健センター手術部　部長　**川名　信**

## はじめに

先天性異常，感染症などの合併症をもつ小児が手術を受ける場合，かかりつけの小児科医からの情報が術前評価に最も重要である。麻酔科医は小児科医からの情報をもとに手術侵襲を加味した麻酔科的アプローチにより独自の患者評価を行い，手術の可否，必要な術前処置，そして麻酔法などを検討し麻酔に臨む。主治医が前もって小児の病態評価について必要な情報と処置について知っているとスムーズに術前評価ができる。ここでは頻度の高い小児疾患について術前評価，手術の適応，術前管理などについて述べる。

## I. 感染症

### 1 かぜ症候群

かぜ症候群は呼吸器系，特に上気道から気管支に至る急性の炎症性変化に伴う症候群を指す。原因ウイルスは多岐にわたり同定は難しいが，それぞれのウィルスで症状の発現が異なる。上気道に限局した感染ではくしゃみ，鼻汁，鼻閉，咽頭痛などのカタル症状が出現し，下気道に炎症が及ぶと嗄声，咳嗽などが加わる（**表1**）。

下気道まで炎症が波及している場合には緊急の場合を除いて手術は中止とする。上気道

表1　上気道感染の診断

| |
|---|
| 1. 中程度の咽頭の痛み，イガイガ感 |
| 2. 中程度の倦怠感 |
| 3. いびき |
| 4. 鼻水 |
| 5. 鼻づまり |
| 6. 空咳 |
| 7. 38℃以上の発熱 |
| 8. 喉頭炎 |
| 上気道感染には上記2つ以上の徴候が見られること。もし1と2，3と4，5と6が一緒の場合はさらに一つ以上の徴候が必要。 |

感染の場合でも気道の過敏性が増強し，喉頭痙攣，気管支痙攣，無気肺，息こらえなどの気道合併症が数倍から十倍程度上昇するといわれている[1)]。これらの報告から，感染が上気道に限局していても手術を延期する方が望ましいことは明らかである。さらに気道の過敏性は数週間にわたって持続するので，理想的には手術を4～6週間延期することが望ましい。しかし4～6週間も延期すると，その間に違う感染症に罹患する可能性もあり，また延期に伴い家族の社会的負担が重くなってしまう場合もある。その場合は個々の症例について個別に判断しなくてはいけない。

表1の上気道感染の徴候のうち，鼻づまりやいびきに加え，①家族からかぜをひいているようだと申告を受けた，②湿性ラ音が聴取される，③家族に喫煙者がいる，④手術に際して気管挿管が要求される，⑤喘息の既往がある，などのリスクファクタが加わるようであれば延期する[2)]。上気道感染があってもリスクファクタがない場合は，手術の内容などの医学的要因に加え，家族の希望などの社会的要因も加味して手術を決定する[3)]。

## 2 水痘，麻疹，風疹，流行性耳下腺炎

小児が罹りやすいウイルス性の疾患として，水痘，麻疹，風疹，流行性耳下腺炎などがある。いずれも予防接種をしていない場合には感染率が高く，麻疹は接触した場合の90％以上に感染するといわれている。潜伏期は表2に示すとおりであり，接触から発病までかなり時間がかかる。このようなウイルス性感染症を発病する可能性のある患児を来院させてはいけない。

ウイルス性感染症の治療は対症療法が主であったが，最近ウィルス治療薬が導入されつつある。例えば水痘患者に接触した場合には潜伏期でのワクチン接種，アシクロビルの投与などの治療法がとられる。しかし発症の頻度を抑える，症状が軽症で済むなどの治療効果は認められるが100％の効果を期待できるわけではないので[4)]入院は延期する。また，罹患後はどのくらいの時期に手術が可能かということについても一定の基準はないが，参考として表3，4に小児によく見られる感染性疾患の登園・登校停止に関する基準を示した。この中で麻疹は細胞性免疫を低下させることが知られているため[5)]，数週間は手術を避けた方がよい。

## 3 予防接種（ワクチン）

ワクチンには不活化ワクチンと弱毒株を用いた生ワクチンがある。ポリオワクチンは生ワクチンである。生ワクチンはワクチンウィルスが生体内で増殖し免疫反応で液性および体液性免疫を獲得させるものである。生ワクチンを接種してからウィルスが増殖するまで5～10日かかり，リンパ球サブセットやサイトカインの研究からワクチン接種の影響は3週間くらい続くとされている。

表2　各種ウイルス感染の潜伏期

| 疾患名 | 潜伏期（日） |
|---|---|
| 麻疹 | 10～12 |
| 水痘 | 4～6 |
| 流行性耳下腺炎 | 14～24 |
| 風疹 | 14～21 |

表3　登園・登校停止が必要な伝染病と登園・登校基準

| 分類 | 病名 | 登園・登校の目安 |
|---|---|---|
| 第1種 | コレラ<br>赤痢<br>腸チフスなど | 治癒するまで |
| 第2種 | インフルエンザ | 解熱した後2日経過するまで |
| | 百日咳 | 特有な咳が消失するまで |
| | 麻疹 | 解熱した後3日経過するまで |
| | 流行性耳下腺炎 | 耳下腺腫張が消失するまで |
| | 風疹 | 紅斑性の発疹が消失するまで |
| | 水痘 | すべての発疹が痂皮化するまで |
| | 咽頭結膜熱 | 主症状が消退した後2日を経過するまで（ただし症状により医師が伝染のおそれがないと認めたときにはこの限りではない） |
| | 結核 | 医師により伝染のおそれがないと認められるまで |
| 第3種 | 腸管出血性大腸菌感染症 | 症状が改善し，医師により伝染のおそれがないと認められるまで |
| | 流行性結膜炎 | 眼症状が改善し，医師により伝染のおそれがないと認められるまで |

表4　条件によって登園・登校の措置が必要と考えられる伝染病

| 分類 | 病名 | 登園・登校の目安 | 留意事項 |
|---|---|---|---|
| 第3種<br>その他 | 溶連菌感染症 | 適切な抗生物質治療後24時間を経て，解熱し全身状態が良好となったとき | 一般的には5～10日程度の抗生物質の内服が推奨される |
| | ウイルス性肝炎 | 主要症状が消失し，肝機能が正常化したとき | B型肝炎·C型肝炎の無症状性病原体保有者は登園・登校停止は不要 |
| | 手足口病<br>ヘルパンギーナ | 咽頭内でのウィルス増殖期間中飛沫感染するため，発熱や咽頭・口腔の所見の強い急性期は感染源となるが，解熱し，全身状態が安定していれば出席停止の意義は少ないので登園・登校可能である | 一般的な予防法の励行 |
| | 伝染性紅斑 | 発疹時には感染力はほとんど消失していると考えられるので，発疹のみで全身状態良好なら登園・登校可能である | 妊婦の感染に注意<br>急性期の症状の変化にも注意 |
| | マイコプラズマ感染症 | 感染力の強い急性期が終わった後症状が改善し，全身状態良好なら登園・登校可能 | |
| | 流行性嘔吐下痢 | 下痢・嘔吐から回復し，全身状態良好なら登園・登校可能である | |

最近，麻酔および手術の免疫に及ぼす影響が解明されつつある。これらの侵襲は液性因子や自律神経を介してさまざまな形で免疫を修飾する[6) 7)]。例えば中程度以上の手術侵襲では炎症性サイトカインの増加に対して抗炎症性サイトカインが増え，細胞性免疫も抑制される。系統立てた研究はなされていないが，これらのことを考慮するとワクチン接種後に麻酔をかけ，手術を施行するとワクチンの効果が減弱する可能性あり，さらに弱毒ウィ

ルスであっても病原性を発揮する可能性もある。したがって接種後4週間は麻酔・手術を避けた方が望ましい。不活化ワクチンの場合にはワクチン成分に対する反応であるので生ワクチンに比較して免疫獲得は短い時間で終わるが，理想的な免疫効果を考えるとやはり4週間程度間隔をあける方が望ましい。

## II. 循環器系疾患（先天性心疾患）

先天性心疾患病態は比較的単純なものから複雑な心奇形まで多岐にわたる。先天性心疾患の非心臓麻酔において考慮しなくてはいけないのは手術侵襲と心血管系と肺の状態，すなわち低酸素の状態，肺病変，心不全の程度と不整脈である。予定された非心臓手術の場合は，かかりつけの小児循環器医の評価を参考にする。しかし緊急時で小児循環器医がいない場合には，できる範囲で心血管系の評価をし，手術に臨まなくてはいけない。

### 1 低酸素の程度

血液ガス分析かパルスオキシメータによって動脈血酸素飽和度を評価する。チアノーゼ性心疾患の場合はふだんから多血症が見られ，血液粘度が上昇している。脱水になると血液粘度が上昇し脳血栓などを起こしやすいので補液を行う。補液の程度はヘマトクリット値，尿量および心胸郭比（cardio-thoracic raito：CTR）などを参考にして決める。

### 2 肺病変

胸部X線写真で肺野をチェックする。肺野の血管陰影が増強している場合は肺血流の増加，肺高血圧症を合併している。肺高血圧を合併すると細気道の閉塞により気道感染を起こしやすくなっている。また肺コンプラアンスは低下し，気道抵抗は増加している。全身麻酔後に抜管できずに人工呼吸管理が必要となる場合もあるので，術後の受け入れ態勢を整える。また強い肺高血圧がある場合，カテーテル挿入など有痛性の処置は生命に関わる肺動脈圧上昇を起こすことがあるので，鎮静下か麻酔科医の立ち会いのもとで行う。

### 3 心不全

胸部X線写真で心胸郭比を測定しても，それまでの経過がわからなければ情報としてはあまり有用でない。最近の心臓カテーテル検査もしくは心エコーの結果が最も信頼できるデータであるが，入手できない場合には院内の小児循環器医に心エコーによる心機能評価を依頼する。もし小児循環器医がいない場合には日常の運動耐性が心臓の予備力を評価するのに簡便で有効な手段である。両親から日常生活について聴取し，New York Heart Association Function Class（**表5**）で評価する。さらに肺高血圧が進行しEisenmenger化し

**表5　NYHAによる心疾患重症度分類**

| | |
|---|---|
| 1度 | 心疾患はあるが，日常生活に支障をきたさないもの |
| 2度 | 心疾患があり，安静時には自覚症状がなく，日常生活程度の運動で軽度疲労，心悸亢進，息切れ，狭心症状などを訴えるもの |
| 3度 | 安静時に自覚症状はないが，日常生活以下の運動で疲労，心悸亢進，呼吸困難，狭心症状などを訴えるもの |
| 4度 | 安静時にも上記の自覚症状があり，少しの運動でも症状が悪化するもの |

ている場合には胸痛，喀血，失神発作を起こすことがあるので問診で確かめる。右左シャントがあると脳膿瘍を合併することがあるので，神経学的に異常が認められる場合には脳のCT検査を施行する。

### 4 不整脈

先天性心疾患では低酸素，容量負荷，圧負荷などにより不整脈を起こすことが多い。必ず12誘導の心電図をとる。成長に伴って心電図は変化するので年齢相応の正常心電図を参考として評価する。

### 5 その他

多くの染色体異常で先天性疾患を合併することが知られている。治療歴，両親への問診あるいは患児の顔貌や奇形などから特定の染色体異常を同定できると，心疾患以外の合併異常を発見しやすい。

## III. 神経疾患（てんかん）

第1のポイントは痙攣がコントロールされているかどうかである。もし2年以上発作を起こしていなければコントロールは良好で問題は少ないと考えられる。しかし，①精神発育遅延の合併，②12歳以降の発症あるいは新生児期からの発症，あるいは③治療前に頻回に発作を起こしていた，などの場合は再発のリスクが高いので，再度かかりつけの小児科医にて臨床経過や抗痙攣薬の血中濃度モニターなどをチェックしてもらう。同時に抗痙攣薬の副作用による神経症状（眠気，ふらつき，運動失調など），皮膚症状（薬疹，口内炎，Stevens-Johnson症候群），血液障害（再生不良性貧血，白血球減少），精神症状（いらいら，行動遅鈍）などの症状がないかどうかチェックする。

周術期の注意としては，抗痙攣薬の有効血中濃度を維持することが重要である。術前，術後をとおして血中濃度が大きく変化しないようにする。**表6**に代表的な抗痙攣薬の血中半減期を示した。特に半減期の短いカルバマゼピン，バルプロ酸ナトリウムなどは中断時

**表6　代表的抗痙攣薬とその血中半減期**

| 一般名 | 商品名 | 血中半減期（時間） |
|---|---|---|
| フェニトイン | アレビアチン<br>ヒダントール | 7～42 |
| カルバマゼピン | テグレトール | 8～20 |
| バルプロ酸ナトリウム | デパケン | 6～16 |
| クロナゼパン | リボトリール，ランドセン | 18～50 |
| エトスクシミド | エピレオプチマル，ザロンチン | 60 |
| ゾニサミド | エクセグラン | 63 |
| ジアゼパム | ホリゾン，セルシン，ダイアップ | 30～32 |
| フェノバルビタール | フェノバール，ルピアール | 新生児：25～100<br>乳児：20～133<br>幼児：37～73 |
| プリミドン | マイソリン，プリムロン | 10～21 |

間が長くならないように術直前まで投与し，術後早期に開始する。

## IV. 先天性異常（ダウン症）

ダウン症は21染色体のトリソミーで，さまざまな程度の精神発育遅延をきたす。手術や麻酔で問題になるのはまず心血管系の合併症である。ダウン症では50％に心室中隔欠損，心内膜床欠損などの先天性心疾患を合併することが知られているので，先天性心疾患のチェックが必要である（先天性心疾患の項参照）。また気道が閉塞しやすく低酸素になりやすいため肺高血圧症が進んでいることが多い。術後の低酸素症などに対応できるように準備する。また20％の患者に環軸椎の亜脱臼が見られる。斜頸，首の痛み，跛行などがないかどうかを問視診により確かめる。さらに頸椎の伸展位，屈曲位，中性位でも側面X線写真を撮り，環軸椎亜脱臼がないかどうかを確認する。もし亜脱臼の徴候がある場合には手術中はもちろん，術前，術後も頸部の伸展には十分な注意を払う。

ダウン症では舌が大きく，声門下狭窄を伴い気道が閉塞しやすい。聴診で気道に狭窄音が聞こえないか，また親からいびきをかきやすいかなどの情報を得ることが重要である。実際の麻酔に当たっては安易に鎮静すると気道閉塞が起き危険であるので，軽めの鎮静が望ましい。

## V. その他（食思不振症）

拒食症は思春期前から思春期の女児に多く見られる摂食障害で，死亡率も高い。手術に際しては全身状態の評価が重要である。血液生化学では総タンパク，血中尿素窒素，血清電解質の異常を認めることが多い。電解質は血清だけではなく尿中の電解質も測定する。尿中排泄が少なければ細胞内電解質も不足しているので補正には時間をかける。過食後の嘔吐，利尿薬，下剤の濫用がしばしば見られるが，嘔吐と利尿薬は低Na血症などの電解質バランスを崩す原因となる。本人あるいは親から情報を得ることが重要である。また高度徐脈や心室性あるいは上室性の不整脈，QT延長が見られることがある。特にQT延長は突然死との関連が考えられている。さらに僧帽弁逸脱症もみられることがあるので心エコーも施行する。一般に低体温なので保温処置が必要となる。手術までに栄養状態が改善していることが望ましいが，低栄養状態を急激に補正しようとするとうっ血性心不全となり，死に至ることもあるので経口で緩徐に補正することが重要である。また，さまざまなホルモン異常もきたす（**表7**）。根本治療はカウンセリングと心理療法あるいは向精神薬による治療が主となるのでかかりつけの小児科医もしくは拒食症の専門医に相談する

小児は成人と違い，予備力が少ないので先天性異常，感染症などの合併症があるところに手術侵襲が加わると予想以上に術中，術後経過が悪くなる。そのため術前評価が重要であり，必要な情報をいかに集めるかが安全な手術への第一歩である。また入院計画に支障をきたさないためには小児特有のウィルス感染に関しては潜伏期，感染期間などを知っておくことが重要である。

**表7　拒食症に見られる症状**

| |
|---|
| 心循環系 |
| ・徐脈，低血圧 |
| ・僧帽弁逸脱 |
| ・突然死（QT延長と関連） |
| ・末梢の浮腫 |
| ・refeeding症候群 |
| 皮膚症状 |
| ・乾燥 |
| ・黄皮症 |
| ・うぶ毛 |
| ・掻痒 |
| 消化器 |
| ・便秘 |
| ・食事開始による膵炎 |
| ・食事開始による急性胃拡張 |
| 内分泌と代謝 |
| ・無月経 |
| ・不妊 |
| ・骨粗鬆症 |
| ・甲状腺異常 |
| ・副腎皮質ホルモン過剰 |
| ・コレステロール代謝異常による高コレステロール血症 |
| ・低血糖 |
| ・神経性尿崩症 |
| ・体温調節異常 |
| ・水・電解質異常 |

## 症例呈示

**■症　例1**

5歳，女児。扁桃摘出術を予定した。2～3日前からくしゃみがあり，透明な鼻汁が出ている。食欲が若干落ち，元気がない。熱発，咳嗽はない。呼吸音は清明でラ音などは聴取されない。咽頭は発赤しているが頸部リンパ節は腫張していない。母親に今回ようやく回ってきた手術で，今回手術を受けられないと次回は1年後になるので，何とかできないかと懇願された。

**■対　応**

患者は上気道感染にかかっていると思われるので延期が望ましいが，社会的適応では手術を考慮しても良い症例である。術前に保護者と十分に話し合い，周術期の呼吸器合併症の可能性を十分に説明したうえでも手術を希望するなら，その内容をカルテ・同意書に記載し手術を行う。

**■症　例2**

3歳，男児。眼科で斜視の手術を予定した。保育園で水痘の子供と接触して2日経つ。これまで水痘に罹患したこともなく，兄弟もいない。現在特に症状はないが，手術は行ってよいか。

■対　応

この症例では水痘患者と接触し，潜伏期（4～6日）の最中であるので入院させてはいけない。潜伏期以降に発症しない場合には入院，手術が可能となる。

■症　例3

1歳，男児。来月，両親が東南アジアへ転勤することになり，先週ポリオのワクチンを接種した。懸案だった鼠径ヘルニアを転勤前に治療したいと希望している。主治医から鼠径ヘルニアの手術は簡単なので問題ないといわれたが，大丈夫だろうか。

■対　応

生ワクチンあるは不活化ワクチンのいずれの場合も接種から3～4週間は手術を避けた方がよい。ヘルニアの手術は入院期間も短いので出発ぎりぎりまで待ち，手術を施行するのが望ましい。

■症　例4

3歳，女児。上腕骨解放骨折で緊急手術を予定した。ファロー四徴症で小児科外来でフォローされている。年に数回anoxic spellを起こしているようだが，病態の詳しい情報は入手できない。緊急手術前に行う検査と処置はどうしたら良いであろうか。

■対　応

まず安静時の$Sp_{O_2}$と一般検血によりヘモグロビン濃度，ヘマトクリット値を調べる。チアノーゼ性心疾患では多血症を伴い，出血によるヘモグロビン低下を見逃す場合もあるので循環血液量の減少に注意する。また日常生活の状況とanoxic spellの程度，回復までに要した時間などを保護者からできるだけ詳細に聞き取る。脱水を予防するために輸液を多めにするが，空気塞栓を起こすので気泡は絶対に入れないようにする。痙攣などの神経症状がある場合には頭部CT検査を行う。

■症　例5

15歳，女児。1歳でてんかん発作を起こし，小児神経科にて抗痙攣薬を投与されており，現在はほとんど発作を起こすことはない。今回中耳炎に対して鼓室形成術を予定している。入院前にどのようなことをチェックしなくてはいけないか。

■対　応

内服している抗てんかん薬の内容と服用期間，効果について保護者から話を聞く。コントロールが良い場合にはふだんから内服している抗てんかん薬を持参し，内服を続けるように指導する。コントロール不良の場合には主治医と相談し，周術期のみでも内服薬の量を増やすか，無効の場合に使用する静注の薬について相談しておく。

■症　例6

4歳，男児。ダウン症の典型的な顔貌で，中等度の精神発育遅延がある。先天性の心室中隔欠損を指摘されている。う歯の治療を行ってきたが，臥位になると喘鳴が聞こえる。全身麻酔下での抜歯が必要となったが，歯科麻酔医からどのように準備をしたらよいか尋ねられた。

■対　応

麻酔は専門医に依頼することが望ましい。心室中隔欠損と合併していると思われる肺高血圧症の評価を小児循環器科医に依頼する。また環軸椎の亜脱臼の徴候がないかどうかを調べ，必要に応じて頸部側面X線写真をとる。また睡眠時の呼吸について保護者から話を聞き，気道閉塞が強い場合には術後の患者観察の体制を整える。

■症　例7

16歳，女児。中学生時代よりダイエット願望が強く，過食と拒食を繰り返してきた。現在の身長165cm，体重30kgである。今回転倒して下顎骨を骨折したため顎間固定の手術が予定されている。手術前のチェックはどのようにしたらよいか。

■対　応

血液・尿の一般検査，電解質，生化学検査は必ず実施する。心電図では特にQT延長に注意する。栄養障害が強いときは急速に補正すると心不全を起こすのでできるだけ手術を延期し，保存的に治療する。手術は骨粗鬆症を前提として計画を立てる。

■ポイント

小児は成人を小さくしたものでないこと，小児の心身の特徴を理解すること，そして小児だけでなく保護者へのインフォームド・コンセントが重要であることを知る必要がある。

参考文献


1） Olsson GL, Hallen B. Laryngospasm during anaesthesia. a computer assisted study of 126, 929 patients. Acta Anaesthesiol Scand 1984 ; 28 : 567-75.

2） Parnis SJ, Barker DS, van der Walt JH. Clinical predictors of anaesthetic complications in children with respiratory tract infection. Paediatr Anaesth 2001 ; 11 : 29-40.

3） 宮本奈穂子, 川名　信. 風邪をひいたのですが, という症例：ラリンゲアルマスクで気道確保, 慎重に手術開始. LiSA 2000 ; 7 : 728-30.

4） 永井崇雄. 重症度からみた健康小児の水痘に対する経口アシクロビル顆粒剤の治療的効果についての検討. 臨床とウイルス 1998 ; 26 : 145-55.

5） Nanan R, Chittka B, Hadam M, et al. Measles virus infection causes transient depletion of activated T cells peripheral circulation. J Clin Virol 1999 ; 12 : 201-10.

6） 細川豊史. 麻酔と免疫－臨床免疫生理学と神経内分泌免疫学の観点から－. 臨床麻酔（増刊）2000 ; 3 : 371-82.

7） 佐藤信博, 斎藤和好. 手術侵襲とSIRS, CARS. 医学のあゆみ 2001 ; 196 : 29-32.

第2章　術前コンサルテーション

# 9 緊急症例

札幌医科大学医学部救急集中治療部　講師　成松英智

## はじめに

緊急麻酔施行時には，麻酔要請から開始までの短時間内に術前情報を得ると同時に，術前管理と術中管理を連携させるための術前コンサルテーションが必要となる。すなわち緊急麻酔時には，得られた限りの情報をもとにあらゆる不測の事態に対応可能な麻酔管理態勢をとることになるが，この場合手術室入室までに必要な術前管理を依頼し，実施に移すことで入室後の麻酔管理の条件をより良好化し，リスクを減少させえる場合が少なくない。特に全身状態が悪い場合には，術前，麻酔，術後の周術期管理の円滑な連携が手術成績を大きく左右する。あらゆる麻酔分野に緊急麻酔は関連するが，実際にはその対応のほとんどは各分野の麻酔管理を危機管理的視点から慎重かつ迅速に遂行することに集約されよう。本項目ではこれらのなかでも麻酔管理の失敗が直接脳機能の不可逆的悪化をもたらす「脳圧亢進状態における非脳外科的緊急手術」と手術の正否に直接患者の生命をかけることになる「大出血時の救命止血手術」の2つの場合を例に挙げ，周術期管理を向上させるため麻酔科が術前に行うべきコンサルテーションについて述べる。

## I. 術前コンサルテーションのポイント

### 1 情報収集

限られた時間内に麻酔および術前コンサルテーションの基礎となる術前情報収集を行う。特に術前処置等で医療現場に混乱がある場合には，得られた情報を重要性と信憑性の視点から再整理する必要がある。聞き伝えの術前情報の過信はトラブルの原因となるので，直接確認可能な情報はできるだけ自らの目で確認しておくべきである。

### 2 術前管理

特に全身状態が不安定な場合，術前全身状態を極力良好に維持しかつそれを円滑に麻酔管理に連携させるために，必要な術前処置があれば積極的に要請すべきである。その内容は手術室入室までの時間，スタッフの能力・技量，マンパワー，手術室内外に配置されている機材の配置とその準備状況等を考慮して決定する。術前状態が極度に悪い場合には手術室入室を待たず処置室等で麻酔導入を行い，一連の治療を開始すべき状況が生じる場合もある。

### 3 執刀開始までの時間短縮

手術室入室から執刀までの時間短縮のために有用でかつ入室前に施行可能なことを術前処置として要請する。例えば点滴ルートの刺入部から三方活栓までの延長チューブを最初から長くしておくなどして，覆布がかかったとき三方活栓がそのまま麻酔科医の位置で使用可能な状態を確保しておかないと，手術室入室後にルートの組み直しと再整理が必要となる。頭部剃毛も行ってみれば意外に時間を要する処置である。これら一つ一つは確かに細かいことではある。しかしこれらの集積が予想外に時間を要し，その間の治療を妨げ，執刀時間を遅らせ，また緊急手術の予後にも影響しえることは普段麻酔をかけていない医療者はまず気付かないポイントであろう。逆に手術室入室までの予想時間をもとに時間配分を行いつつ逐次実行に移していけば，難なく行えるはずのことでもある。

## II. 病態別解説

### 1 脳圧亢進状態における非脳外科的緊急手術

頭蓋内圧（intracranial pressure：ICP）上昇を伴った患者にICP下降以外を目的とした手術を行う場合，待機手術であればICPの低下・安定化を先行させるべきであるが，緊急手術ではそれを待てない。ここでは，ICP上昇を伴う患者に緊急非脳外科的手術を行う場合の周術期管理について述べる。

1）病態と症状

a）病態

頭蓋内圧（表1）上昇の原因病態は頭蓋内占拠性病変，出血，脳浮腫に大別されるが，原因疾患は多様である。ICP（正常値：20mmHg未満）が上昇すると脳灌流圧（cerebral perfusion pressure：CPP，表2）が低下することにより脳血流量が低下し，脳虚血が発生する。また頭蓋内容の体積増大により脳ヘルニアが発生する。ICP値が高い場合に加え，

表1　頭蓋内圧（ICP）

| | |
|---|---|
| ＜10mmHg | 低脳圧 |
| 11～15mmHg | 正常ICP |
| 15～20mmHg | 要注意 |
| 20～40mmHg | 要治療 |
| 40～60mmHg | 要緊急治療 |
| ＞60mmHg | 脳血流途絶 |

表2　脳灌流圧（CPP）

CPP＝MAP－mean ICP

・　＜50mmHg　脳血流低下：脳虚血

・50～120mmHg　脳血流保持

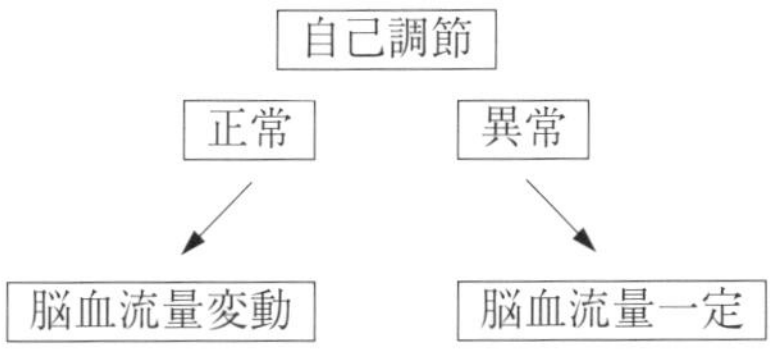


・　＞120mmHg　脳血流増大：脳腫脹

表3　ICP上昇時の症状・所見

| 20＜ICP＜40 | 40＜ICP＜60 | 60＜ICP |
|---|---|---|
| 牽引性頭痛<br>嘔吐 | 記憶，意識障害<br>人格変化<br>めまい，耳鳴<br>脳神経症状 | 痙攣<br>昏睡<br>呼吸不整<br>クッシング反射<br>循環虚脱 |

ICPが不安定に変動している場合やその後の急性増悪の可能性が予想されるものが周術期管理上特に大きな問題となる。

b）症状

軽度ICP上昇時（20～40 mmHg）には頭痛，嘔吐等の非特異的症状が，中等度上昇時（40～60mmHg）には人格障害，意識障害等が見られる。ICP上昇が重度（60 mmHg以上）となると昏睡状態となり，痙攣，異常反射，クッシング反射（高血圧，脈圧増大，徐脈），循環虚脱などが出現する（**表3**）。このように循環器症状はICP上昇が重度となり，心停止の前段階となってはじめて現れる鋭敏度が非常に低い指標である。またICP上昇が急激でない場合,不可逆的な脳のダメージは明らかな循環器症状が認められなくても発生しえる。そのため麻酔薬，筋弛緩，覆布等のため神経学的所見を得にくい麻酔管理中は，ICP上昇が危険かつ末期的なレベルまで重篤化してはじめて循環指標により気づくような事態も発生しえる。

2）評価・検査項目

a）ICPセンサー挿入によるICP測定

頭蓋内に挿入したセンサープローブから脳室圧，脳実質圧，硬膜下圧，あるいは硬膜外圧を測定する。センサーは局所麻酔下でも挿入可能である。ICPの変動を連続的に観察できるので，侵襲的ではあるが大変有用である。ICPセンサー挿入の適応基準は麻酔管理時と病室管理時で大きく異なる。遅発性ICP上昇の危険性のため周術期管理上問題となることが多い頭部外傷後を例にとると，意識レベルや神経学的所見を観察可能な体制（病室管理）におけるICPセンサー挿入の適応基準は，Glasgow coma scale（GCS）8以下で，CT上正中偏位，脳槽消失等が確認される場合とされている[1)]。しかし神経学的所見を得ることが難しく，また鋭敏度の低い循環指標に頼らざるをえない手術麻酔時には，この基準では明らかに不足である。Drummondら[2)]は，麻酔管理中の増悪の可能性を勘案すると，何らかの神経学的症状を示しかつ頭部CT上何らかの異常所見が認められる場合で受傷後48時間以内であれば，非脳外科手術を行う際にはセンサー挿入の適応となるとしている。確かにこの適応基準は広く，術前の時点でまだ神経症状が重篤化していない患者に予測を根拠に侵襲的なセンサー挿入を行うことは過剰と感じられるかもしれない。しかし，実際にそのような患者のICPが短時間のうちに増悪することは珍しくなく，またそれが麻酔管理中に発生しない保証はどこにもない。したがって，特に短時間内でのICPの急性増悪が発生する可能性がある場合には，術前状態が比較的良好な場合であってもセンサー挿入を積極的に検討すべきである。

b）術式の確認

このような状況下では，麻酔法の選択のみならず術式の選択および術者の協力も必須である。術中体位（側臥位，腹臥位，頸部の回旋等）が原因となり脳静脈灌流悪化からICP

が上昇する可能性がある。手術操作の中でも，分離肺換気下の開胸手術中の肺および縦隔の圧迫操作のように強い中心静脈圧上昇や$Pa_{CO_2}$の上昇をきたしえるもの，また下行大動脈血行遮断等のように脳への血流を短時間のうちに大きく増加させるもの等は，特に脳血流の自動調節能が失調している場合，急激な脳体積の増大による危険なICP上昇を引き起こしえる。

3）術前管理

ICPが上昇した症例でICP降下を手術目的としない場合には，周術期管理としてICP上昇を抑制しなければならない。ICPセンサー以外にICPを術中経時的に観察できる良いモニターがないこと，挿入の侵襲性，および上記の適応基準等を考慮して必要と判断された場合，術前にICPセンサー挿入を行う。患者を安静に保ちつつ治療を行うICU管理とは異なり，麻酔管理中は侵襲が加わり，循環動態や水分動態も大きく変動しえる。また上記のごとく術式や体位もICPに少なからず影響する。そのため，これらの麻酔管理遂行上不可避なICP増悪因子の影響を最小限に抑えるため，術前から可能な限りICPを下降させる方策を行っておくべきである。過度・長期の過換気状態は脳体積減少の有効性より脳血流低下の悪影響を強く発現させるので，$Pa_{CO_2}$は35～40 mmHg程度に保つ。脳灌流圧と脳体積の両者を正常域に保つため，血圧と循環血液量は正常範囲内に保ち，必要以上に血圧を下げないようにする。浸透圧利尿薬（マンニトール，グリセロール）等を用いて，間質除水を行う。血清Naを高値に保持することで細胞浮腫は軽減しICPは低下する[3)]。逆に低Na血症は脳浮腫を増強するので，時間があれば術前にNa補正を行っておく。

4）術中・術後にかけての準備事項

術後早期に脳の状態を確認することが必要である。特に麻酔中にICPが上昇した場合，ICP上昇の契機となりえる手術操作があった場合，異常な，あるいは神経原性の循環変動が見られた場合，術中麻酔薬の必要量が異常に低下した場合，麻酔からの覚醒が遅延した場合，および深い術後鎮静管理の必要性から麻酔後すぐに神経学的所見を確認できない場合等においては，頭部CTで脳ダメージの確認を早急に行う。全身管理上，引き続き術後しばらくの間はICP上昇に注意を払うことは当然である。

## 2 大量出血時の救命止血手術

大量出血患者の治療を成功させるためには，出血源の早期発見，早期止血，補充療法，ホメオスタシス維持の4者が平行して適切に行われなければならない。また，手術室入室前に開始された治療を中断・停滞させることなく麻酔管理に継続させる必要がある。大量出血の原因病態は多数あり，それらすべてを各論的に言及するのは不可能であるので，ここでは大量出血が持続している患者に救命目的の緊急止血手術を行う場合の術前管理について総論的な部分を中心に述べることとする。

1）病態・症状

a）病態

大血管が破綻し循環血液量が短時間のうちに激しく減少すると，血圧低下，交感神経系緊張による血管収縮，末梢循環不全，組織低酸素状態が連鎖的に発生し，ホメオスタシスは失調する。これに対応するため生体は抗ショックホルモン（エピネフリン，ノルエピネフリン，抗利尿ホルモン，副腎皮質ホルモン等）を分泌し，また細胞外液を血管内に移動させ血圧を保持しようとする。このような場合，早期止血と輸液・輸血等の適切な補充療法の早期開始が生命維持に必須である。また止血が完了し循環動態が本質的に安定化するまで，カテコラミン等を用いて患者の循環動態を良好な状態に維持しなければならない。

b）症状

ショック：出血量が循環血液量の20％を超えると，苦悶，頻脈，発汗等の症状が現れる。30％を超えると血圧低下，尿量減少，イレウス等が生じ，40％以上になると意識障害，痙攣，無尿，心電図上ST低下，徐脈，心停止等が発生しえる。鎮静・麻酔下ではこれらのうち循環器系バイタルサインが主要な指標となる。

c）嫌気性代謝

末梢循環不全により嫌気性代謝が亢進する。血液ガス分析上，代謝性アシドーシスおよび乳酸値の上昇が指標になる。

d）出血傾向

血小板や凝固因子の消費および喪失による播種性血管内血液凝固（disseminated intravascular coagulation：DIC）が発生すると出血傾向が出現する。

e）その他

大量内出血が閉鎖腔や組織に大量に貯留した場合，部位により頭蓋内圧亢進症状，血胸，心タンポナーデ，腹部コンパートメント症候群等が併発し，ショック症状にそれらの症状が加わる。

2）評価・検査項目

a）循環血液量の評価

各時点における循環血液量，出血量および出血の程度についての動態的な総合評価を行うため，術前から可及的に多くの循環系モニター（血圧，中心静脈圧，心拍出量，末梢血管抵抗等）を開始するべきである。しかし大量出血の治療や処置には手がかかり，カテーテル挿入に時間を割けない場合が多いため，実際には挿入の比較的容易な直接動脈圧と中心静脈圧しか循環モニターとして使用できない場合も多い。ショックにより動脈拍動の触知が悪く，橈骨動脈，上腕動脈，足背動脈等にカニュレーションができない場合には，鼠径部に索状物として触れる大腿動脈へのカニュレーションを行う。静脈用留置針の挿入が最も簡便であるが，術中体位が仰臥位以外の場合や股関節が屈曲する体位をとる場合にはカテーテルが折れて術中に使用不能となる可能性が高いので，このような場合中心静脈カテーテルやイントロデューサを挿入した方が良い。まれに大腿動脈の発達が不良で穿刺による挿入が困難な場合がある。そのような場合でも動脈圧モニターは必須であるので，カットダウンによる橈骨動脈あるいは上腕動脈等へのカテーテル挿入を躊躇しないで行うべきである。また中心静脈路としては，併走する動脈の拍動を指標とする内頸静脈や大腿静脈の穿刺は困難となるので，通常術前は禁忌ではあるが解剖学的指標で穿刺できる鎖骨下静脈穿刺の実施を容認せざるをえない場合がある。

また尿量も良い循環指標であり，腎機能障害がない場合，尿量が成人で0.5 mL/kg/h以上，小児で1 mL/kg/h以上尿量が確保されていることで重要臓器が臓器虚血に陥っていない目安となる。出血時の循環動態は病態の進展や治療行為により経時的に変化するので，連続的に観察を行い逐次再評価を繰り返さねばならない。これらの循環モニターを術前から綿密に行い，そのまま麻酔管理に引き継げるような術前管理が行われるべきである。

b）神経学的所見

脳血流低下による低酸素脳症発生を回避するため，循環動態と平行して経時的に神経学的所見のチェックを行う。意識レベルや痙攣等の所見は気管挿管，鎮静，筋弛緩等の全身管理上必要な処置により判定しにくくなる。手術麻酔開始後はさらに判定条件が悪くなり，瞳孔所見以外の神経学的所見を得ることはほぼ不可能になる（頭蓋内圧亢進症例の項参照）。

### 3）術前管理

大量出血が持続しかつ手術の目的が止血そのものである場合，補充療法と外科的止血操作を平行して進める必要がある。手術室入室までの時間的余裕がない場合，術前コンサルテーションの主眼は手術室入室までの患者の全身状態維持に絞るが，ある程度の余裕があれば手術室入室後から執刀開始までの時間短縮を行うための準備面での協力を依頼する。手術室入室までの時間をめどに入室前までに完了しておくと良い処置（カテーテル挿入等）を決定し依頼あるいは施行する。また手術室入室前に容体が悪化し，処置室等で緊急開胸・開腹等を行うことになっても臨機応変に対応できるような配慮を行う。手術室で準備・待機する麻酔科医とは別に入室前から術前管理に参加できる麻酔科医を動員することができると，術前から術中にかけての全身管理の連携がスムースに行える。術中死亡となる可能性がある場合は，術者から家族への説明に加えて，麻酔科の立場からの説明を必ず行う。

#### a）循環血液量の補正

循環血液量の補正は出血病態に対する最も重要な治療である。臨床所見，検査所見，症状，shock index（表4）等を指標としながら出血量および循環血液量の不足分を推定し，補充療法を行う。血圧の回復目標設定にも配慮が必要である。大血管損傷や骨盤骨折等，出血源の種類によっては必要以上に血圧を上げすぎると再出血をきたすものもあるが，逆に低血圧性末梢循環不全から嫌気性代謝亢進が進むような循環動態では全身状態の悪化をきたす。これから麻酔をかけることやその後の出血の進行をも考慮し，細胞外液補液を循環動態が安定化するために要した量よりさらに1～2Lは多めに補充しておく。循環血液量が不足しているときのカテコラミンによる昇圧は教科書的には第一選択ではないが，実際には循環虚脱回避のため使用せざるをえないことが多い。循環血液量不足時にカテコラミンで末梢血管を収縮させると動脈内カニュレーションによる直接動脈圧波形はスパイク状に尖鋭化し，下降相も急峻となり，波形は面積の乏しい尖形状となる。注意すべきことはこのような波形のときの循環動態では，モニターの数値上血圧が正常範囲内に到達しても十分な末梢循環が得られていないことである。このような場合，圧波形の尖鋭化が減弱して波形面積が広くなり，呼吸性基線変動が減少し，かつ末梢血流をよりよく反映するカフでの血圧が測定可能になるまでカテコラミンを減量しつつ補充療法を続行するべきである。CVPはカテコラミン大量使用時，陽圧人工呼吸時，開胸・開腹処置時等には循環血液量を必ずしも反映していないことがある。手術室やCT室等への移動時には急速輸血を行いにくいことと，患者に少なからず振動が加わることを念頭に置き，最も循環動態が改善

表4　shock index

shock index＝脈拍数／収縮期血圧

・健常者の正常値：0.54＝+/−0.07
・推定出血量：Shock Indexの数値はそのまま推定出血量（L）を表す.

shock index＝1のとき約1 L
shock index＝2のとき約2 L
shock index＝3のとき約3 L

したときを移動のタイミングとできるように調整を図る。

b）輸血製剤の確保

推定必要量の輸血製剤等を事前に確保する。大量発注は医療資源の無駄をつくる可能性も大きいが，出血が激しい場合には20単位程度の血液製剤の準備では短時間の内に使い切ってしまうことも珍しくない。周術期の出血予想を楽観的なものから最悪の場合まで幅広く想定し，発注した製剤以外に血液製剤の院内在庫をも把握するなど，どのような展開に進んでも対応可能な準備体制をとるべきである。楽観的な出血量予測による血液製剤の発注・確保の不足により失血死を招けば取り返しがつかないことであるし，麻酔科医の危機管理能力が問われることになる。

c）輸液ルートの確保

短時間に大量輸血が可能な太いルートが術前処置の段階から必要である。体格や年齢にもよるが，可及的に太い静脈路（成人であれば16G以上）を両腕部あるいは頸部に複数確保する。血管損傷部位より遠位に静脈路を確保し補液しても有効でないことを周知させる。透析用ダブルルーメンチューブやカテーテル用イントロデューサが大腿静脈か内頸静脈に挿入できれば大量輸血時に非常に有効である。点滴静脈路を手術室で覆布がかかったとき三方活栓がそのまま麻酔科医の位置で使用可能な状態に組み直しておけば，手術室入室から執刀までの時間短縮を図ることができる。

d）特殊止血処置の準備

下行大動脈より遠位あるいはその直接分枝の損傷が疑われ制御不可能な出血が発生する可能性がある場合には，緊急開胸による胸部下行大動脈遮断を即時施行できるように準備しておくか，止血用大動脈内バルーンカテーテルを鼠径部大腿動脈から下行あるいは腹部大動脈に挿入しておくと，大出血の一時的な止血に非常に有用である。

e）多発外傷症例の注意点

多発外傷は外力に起因する外傷で，「生命を脅かす可能性のある外傷が身体の2カ所以上に存在する状態」[4] と定義される。多発外傷患者の急性期の麻酔管理では，手術対象部位以外からの出血への配慮も必要になる。手術対象部位は当然主要な出血源であることが多いが，その時点で緊急止血術の対象とならない多発骨折や臓器からの出血も加算され量が多くなると循環管理上問題となる。骨盤骨折は骨盤腔内の太い動脈の断裂を生じ，致命的な大量後腹膜出血を引き起こす。骨盤骨折の止血は手術的には困難であり，また術中死亡の原因ともなりえるので，この場合血管造影下の選択的血管内塞栓術を行い術前に止血を完了させておくか手術と平行させて行う必要がある。肺挫傷，肝損傷，脾損傷等は術中遅発性に大出血を引き起こす可能性がある。肺挫傷による術中気管内出血が呼吸管理上問題となることがある。心タンポナーデが徐々に進行すると，低拍出量症候群が術中遅発性に現れることがある。また出血以外にも外傷は緊張性気胸やICP上昇等の生命維持に悪影響を及ぼす多様な病態を複合的に発生させえる。これらが遅発性に発生したときの診断および対応に資するため，術前治療と平行して可能な限りの画像診断を行ってもらい事前情報を得ておく必要がある。

4）術中・術後にかけての準備事項

輸血量および経過中のホメオスタシスの失調の程度と時間にもよるが，大量出血・大量輸血後には，強い全身侵襲反応が発生し，血管透過性亢進により全身性浮腫が生じる。さらに重症化すると急性呼吸促迫症候群（acute respiratory distress syndrome：ARDS）さらには多臓器不全（multiple organ failure：MOF）へと進みかねない。これらの発症を予測し術前から術後集中治療の準備をすべきことは当然である。

## 症例呈示

■症　例1

21歳，男性。スキー中に立木に激突し，両大腿骨骨折で搬入された。搬入時軽度の左血気胸と両大腿骨開放骨折を認めた。骨折部からの外出血は持続的であった。軽度の出血性ショック状態で，意識レベルはJapan Coma Scale（JCS）1であったが，本人からの聴取では受傷時の頭部打撲，意識消失等の経過は確認されなかった。

■対　応

出血が持続しており手術を急いだこと，意識レベルの悪化も軽度で，軽度出血性ショックで説明がつくと考えたことから，血胸に対しトラカールチューブを挿入後，頭部CTを省略して気管挿管下の全身麻酔による手術にふみ切った。麻酔開始約60分後，血圧が低下し始め，麻酔薬の必要量が急激に低下し，最終的に吸入麻酔薬イソフルランの吸入を中止しても血圧が上昇しない状態となった。手術を早期に繰り上げ，頭部CTを行ったところ広範性のくも膜下出血が認められ術後脳死状態となった。

■ポイント

全身性に外力がかかっていたことが疑われる症例に頭部CT検査を省いた結果，脳死を招いた症例である。創部出血のためいたしかたなかった部分もあるが，多発外傷患者に麻酔を行うときの危険性を典型的に示している。術前CT検査を行いICPセンサー挿入後に手術を開始していれば最悪の事態だけは回避できた可能性があった症例であった。

■症　例2

48歳，男性。交通外傷による頭部・胸部打撲で搬入された。意識レベルJCS100，搬入後のCTで脳び慢性軸索損傷，脳内血腫および未破裂の下行大動脈解離が認められた。

■対　応

観血的下行大動脈置換術を行うとすると，開胸，側臥位，縦隔圧迫操作，分離肺換気，下行大動脈遮断等の術中にICPを上昇させる悪条件がすべて重なり，脳血流の自動調節能が失調している本症例にはリスクが大きい。そのため，下行大動脈遮断を行わない透視下での大動脈ステント挿入術に術式を変更した。術前にICPセンサー挿入を行った。直後に行った大動脈ステント挿入術はICP上昇を認めることなく順調に終了した。

■ポイント

ICP上昇を考慮し術式を変更したことによりICP上昇を回避しえた症例である。

■症　例3

16歳，男性。バイク事故転倒による腹部打撲により搬入された。腹部CT上右腎破裂，右腎周囲後腹膜血腫，および右腎動静脈造影不良が認められた。後腹膜血腫は徐々に増大した。意識正常で血圧も正常域を保持していたが，橈骨動脈カニュレーションからの直接動脈圧は尖形化し，自発呼吸にもかかわらず大きな呼吸性変動が見られた。右腎摘出術を予定した。

■対　応

右腎動脈損傷が疑われ，手術中の血腫除去時の制御不能の出血が予想されたため止血用大動脈内バルーンカテーテルの右鼠径部からの術前挿入を依頼すると同時に，動脈圧波形正常化までを指標とした入室までの輸血療法を指示した。手術開始後，後腹膜血腫除去と同時に大量出血が発生したが，腎動脈分岐部に留置してあった止血用大動脈内バルーンカテーテルを拡張させることにより止血可能であった。右腎動静脈が腹部大動静脈からそれぞれ引き抜かれ，それぞれ直径2cm程の穿孔を生じ，それまでは運良く血腫で出血が抑えられていた状態であった。

■ポイント

止血用大動脈内バルーンカテーテルを留置していなければ失血死の可能性が高かった症例であった。

■症　例4

62歳，男性。慢性腎不全の既往がある。突然の腹痛により来院した。造影CT上，巨大な動脈硬化性腹部大動脈瘤と後腹膜への造影剤の漏れが認められた。腹部大動脈瘤破裂の診断で緊急腹部大動脈人工血管置換術が計画された。腹痛は来院後も持続していた。

■対　応

まず大量の輸血製剤の確保を依頼した。手術室入室まで約30分を要したため，執刀までの時間を短縮するため入室前に麻酔導入を行う方針をとった。救急処置室で慎重に麻酔導入を行ったあと低血圧管理とし，必要なすべてのカテーテル類の挿入を完了した。輸血ルートと術後の透析ルートを兼ねて透析用ダブルルーメンチューブを内頸静脈から挿入した。不意の瘤破裂に備え，緊急開胸セットを準備した。手術室入室5分前，動脈瘤が破裂し血圧低下（40/30 mmHg），次いで心停止寸前の徐脈となった。ただちに救急処置室で開胸し下行大動脈遮断，直接心臓マッサージ，および透析用ダブルルーメンカテーテルからの急速輸血を行ったところ，血圧は徐々に回復した。輸血を続けながら手術室に入室し腹部大動脈人工血管置換術を行った。手術終了までに循環動態は回復し，術後経過も良好であった。

■ポイント

手術室入室前からの大量出血に備えた事前準備（麻酔開始，緊急開胸セット，透析用ダブルルーメンチューブ，大量の輸血製剤の確保）がなければ救命しえなかった一例であった。

参考文献

1）山浦　晶, 重森　稔編. 神経外傷. 重症頭部外傷治療・管理のガイドライン. 日神外傷学誌 2000 ; 23 : 19－20.
2）Drummond JC. Management of head trauma. Annual meeting refresher course lectures. American Society of Anesthesiologists, 2000. S144.
3）Khanna S, Davis D, Peterson B, et al. Use of hypertonic saline in the treatment of severe refractory posttraumatic intracranial hypertension in pediatric traumatic brain injury. Crit Care Med 2000 ; 28 : 1144－51.
4）浅井康文, 金子正光. 胸部外傷, 多発外傷における初療の優先順位. 臨胸外 1993 ; 13 : 231－6.

第2章 術前コンサルテーション

# 10 その他（挿管困難症，輸血拒否者，アレルギー，特別な症候群の合併，特別な術式など）

札幌医科大学医学部麻酔科 助手 川股知之

## I. 挿管困難症

口腔，咽頭，喉頭，顔面の手術後患者，先天的な解剖学的変形をもつ患者，頸椎に可動制限のある患者では挿管困難が予想され，術前に他科から情報提供を受けることがしばしばある。

### 1 解剖学的因子から挿管困難度の評価

患者診察の際にはまず，マスク保持が可能であるかを確認する。次に，解剖学的因子から挿管困難度を評価する。予測法を**表1**に示す。さまざまな方法が提唱されているが単独の方法での使用価値はあまり高くなく総合的に評価する必要がある。これらの評価法に加え，内視鏡での喉頭，咽頭および気管内の観察は有用な情報を提供するので耳鼻咽喉科等の専門科に評価を依頼する。口腔，咽頭，喉頭，顔面の手術後でかなり変形が予想される患者では挿管にあたって術前に解剖学的な変化，特徴を確認しておく必要がある。また，3次元CT撮影により立体的に軟部組織を含めた上気道の解剖学的変化を評価することが可能である。また，挿管困難であっても術式によってはラリンジアルマスクで可能な場合もあり，ラリンジアルマスクが挿入可能かも評価する。

表1 挿管困難予測法

| | |
|---|---|
| Cormackの分類 | 喉頭展開時の視野の程度によって挿管難易度を4段階に評価 |
| Mallampatiの分類 | 舌咽頭比を評価する方法<br>開口させ舌を前方に出した状態で見える部分で4群に分類，評価 |
| 頤甲状軟骨間距離 | 下顎腔を評価する方法<br>頸部後屈位で頤甲状軟骨間距離が6cm以上あれば喉頭展開は容易と予測される |
| Wilsonらの予測法[1)] | 体重，頭頸部の可動性，顎関節の可動性，下顎の後退，突出した上顎歯を予測因子としてそれぞれの因子を3段階で評価 |
| Frerkらの予測法[2)] | Mallampatiの分類と頤甲状軟骨間距離を組み合わせて評価 |
| Lewisらの予測法[3)] | performance index ＝ Mallampati score × 2.5 － 頤甲状軟骨間距離（cm）<br>performance indexが大きいほど挿管困難が予想される |

### 2 頸椎病変を有する患者の評価

また，頸椎病変を有し頸部可動性制限がある患者では可動性の評価，神経学的評価を行う。整形外科，脳神経外科的に，画像所見，筋力検査，神経学的所見からの重症度評価を行う。麻酔科的には患者に前屈・後屈運動を行ってもらい，Lhermitte徴候や知覚運動障害の有無を確認し，安全な運動域の範囲を確認する。ハローベスト装着している場合には専門科に着脱についてコンサルトする。慢性リウマチ患者では頸椎病変に加え顎関節，喉頭病変に注意が必要である。顎関節病変では，顎関節の破壊・拘縮に伴う開口制限，下顎に付着する軟部組織の後方転移による上咽頭腔の狭窄が挿管を行ううえで問題となる。したがって，解剖学的因子からの挿管困難評価をしっかりとしておく必要がある。また，喉頭病変では輪状披裂関節の関節炎により声帯の可動制限と声門も狭小化をきたしている可能性がある。したがって，術前に喘鳴，嗄声，嚥下障害の有無，後頭部の圧痛について問診する。挿管チューブは口径の小さなチューブを選択する必要がある。

### 3 睡眠時無呼吸症候群

睡眠時無呼吸はその呼吸動態から閉塞型，中枢型，混合型に分類されるが，閉塞型の場合には挿管困難である可能性がある。閉塞型では咽頭腔の狭小化，肥満，短頸，小顎，下顎後退，舌骨の位置以上，鼻閉，扁桃・アデノイドの肥大を認めることが多く挿管だけではなくマスク換気も困難であることもある。また，睡眠や鎮静薬によって容易に気道閉塞をきたす。閉塞部位が鼻腔，軟口蓋であれば，経口エアウエイやラリンジアルマスクで気道閉塞を解除することができるが，舌根部での閉塞はそれらでは対処できない可能性もある。したがって，CT，MRI，睡眠時ファイバー検査等で術前に十分に上気道の検索をしておく必要がある。

以上の術前評価から麻酔法および挿管法を決定する。気道確保方法についてはAmerican Society of Anesthesiologists（ASA）のガイドラインを参考に決定する。意識下挿管が必要な場合や気管切開の可能性があるケースでは患者に十分なインフォームドコンセントを行う。

## II. 輸血拒否者

### 1 基本的概念

「エホバの証人」の輸血を一切拒否するという考えは，宗教上のいわゆる「教義」に基づくものであり，その姿勢は極めて強固なものである。憲法の「信教の自由」に基づく「個人の宗教的信念」は侵すことのできないものであり，「エホバの証人」を診療するにあたってこの「宗教的理念」自体が患者の権利の一つであるという認識をもち，最大限尊重することが大切である。しかし，その一方で，患者の生命を救うことに全力をつくすことは，医師の良心であるとともに職務上の責務でもあり，こうした認識に立って患者に接している以上，「エホバの証人」に対しても最善と考える治療行為を行うことは医師として当然のことである。したがって，患者を前にして宗教と医療という本来同じ土壌で語ることが不可能な問題に，医師個人が遭遇しているわけであり，特に，輸血を実施しなければ患者の生命が危険であると判断される場面で，最善の医療行為として輸血を行うことを躊躇しなければならないということは，看過することには非常に苦慮するところである。

### 2 「エホバの証人」の輸血治療に対する医療側の態度

①赤血球，白血球，血小板，血漿の輸注は辞退する。アルブミン，免疫グロブリン，血友病製剤については「エホバの証人」の患者が各人の判断で決める。

②多くの「エホバの証人」は血液貯蔵を伴わない体外循環は受け入れている。例えば，無血充填の血液透析装置や人工心肺，またシステムが患者の循環系とつながっており，しかも血液の貯蔵が伴わない術中血液希釈や術中血液回収装置の使用を多くの「エホバの証人」が受け入れている。

③成人（18歳以上）や判断能力を有する未成年では，本人の意思が明確であれば，配偶者，親，あるいは親族の考えがいかなるものであれ，本人の意思を尊重し，「輸血謝絶兼免責証書」を受け取ったうえで無輸血治療を行う。万一，不測の事態が生じても，患者と医療契約に従い，無輸血で対処する。

④乳幼児および判断能力のない未成年では，子供の健康にかかわる治療法については，親がその責任を負うという考えから，親の意思を尊重し，「輸血謝絶兼免責証書」を受け取ったうえで無輸血治療を行う。

⑤無意識状態など緊急な場合では，「エホバの証人」は「医療上の宣言」証書や「身元証明書」を常に携帯している。これらは事前に意思表明となっているので，証書を確認したならば，配偶者，親，あるいは親族の考えがいかなるものであれ，「医療上の宣言」証書に明示された本人の意思を尊重し，無輸血治療を行う（「身元証明書」の場合は，親の意思を尊重する）。

### 3 病院としての対応

「エホバの証人」側の輸血に対する態度を最大限に尊重したうえで，①治療法に関しては，まず医療者間で十分な協議を経ておくこと，②患者・家族への説明は主治医，治療に携わる他科の医師，看護婦同席で行い十分なインフォームドコンセントを得ること，③手術時，輸血しなければ生命の危険が極めて高い場合には判断は限られた時間内に行う必要があるので迅速な連絡体制を術前から講じておく，また，診療科長（あるいはそれに準じた責任者）に相談し指示を受ける，④必要に応じて「エホバの証人の医療機関連絡委員会」の責任者と連絡取り合う，など各施設での基本的姿勢，連絡体制を明確にするべきである。

しかしながら，この「エホバの証人」側の輸血に対する態度を最大限に尊重したとしても，輸血に対する判断が困難な場合もある。例えば，親が「エホバの証人」信者で，その子供が非信者である場合の子供の手術で親が子供への輸血を拒否するようなケースである。各施設での基本的姿勢，連絡体制を明確にし，個々の症例に対して対応するべきである。

## III. 多剤薬物アレルギーが疑われる症例

投薬に際し発生し，その薬物のもつ本来の薬理作用から予測できず，かつ生体にとって不利に働く症状を薬物過敏症と呼ぶ。この中でも発症に免疫機序が関与するものを薬物アレルギーと呼ぶ。しかし，免疫応答が関与しない薬物過敏症も含めて広義の薬物アレルギーと扱う場合もある。アレルギーはCoombs-Gellの分類が広く受け入れられており，I型からIV型まで4つのタイプに分けられる。I型-III型アレルギーは即時的反応であり，IV

型アレルギーは遅延型反応である。

アナフィラキシーおよびアナフィラキシー様反応は即時型過敏反応であり臨床的には同様な症状を呈する。病態生理的にはI型アレルギー（IgE抗体）に依存するものをアナフィラキシーと呼び，症状は類似しているがIgE抗体による反応を介していないものをアナフィラキシー様反応と呼ぶ。全身麻酔中に発生するアナフィラキシーおよびアナフィラキシー様反応の頻度は1/1,000から1/20,000までと報告によって異なる。原因薬物については筋弛緩薬が60％～75％と最も高い。周術期で最も問題となるのはアナフィラキシーショックである。アナフィラキシーショックではしばしば生命を危機に陥れるため術前に可能性のある薬物をスクリーニングしておく必要がある。

## 1 問診

術前に患者から薬物および食物に対してアレルギーがある旨を告げられ，薬物アレルギーが疑われる場合には，まず，十分な問診が必要である。真にアレルギー反応であったかを確認しておく必要がある。可能な限り正確な病歴，既往歴を聴取する。図[4)]に連邦食品薬品省（Food and Drug Administration：FDA）方式による異常薬物反応の原因検索アルゴリズムを示す。

## 2 薬物アレルギーの検査法

多剤薬物アレルギーが疑われた場合，周術期に使用される可能性のある薬物については事前に検査を行う必要がある。検査法の有用性・信頼性については評価が定まっていないが一般的に行われている検査法を**表2**に示す。薬物アレルギーの型に応じて適当な検査を選択する。*in vivo*テスト，特に経口負荷試験，静注負荷試験の信頼性は高いが，アナフィラキシー反応や重篤なアレルギー症状を惹起する危険があるので，常に救急処置の準備をして慎重に行う必要がある。*in vitro*テストは安全であるが，確実に薬物アレルギーを診断できる検査法はまだない。一般に薬物アレルギーでは，アレルゲンはハプテンである薬物の体内代謝産物とキャリアタンパクが結合したものと考えられている。そのため，投与された薬物そのものを抗原として用いる*in vitro*テストでは，実際のアレルギー反応を再現しにくい。アレルギー原因薬物同定のためではなく，使用可能な薬物の術前検索には皮膚試験が一般的に用いられる。しかしながら皮内テストが陰性であってもアナフィラキシーを呈することもあり麻酔中に使用する際に試験的静脈内投与も一つの方法である。

### 1）皮内テスト

即時型反応をみる場合には，抗原の500～1,000倍希釈液を用い，0.02mLを前腕内側に皮内注射する。遅延型反応をみる場合にはその10倍の濃度を用い0.1mL投与する。即時型反応は注射後15～20分で判定する。直径20mm以上の発赤もしくは9mm以上の膨疹を陽性と判定する。遅延型は24，48，72，96時間後に観察する。麻酔薬に関しては一般的にはFisherの方法に基づいて行われる[5)]。生理食塩液を対照として，筋弛緩薬はアンプル濃度の10,000倍希釈，その他はアンプル濃度の1,000倍希釈0.01～0.02mLを前腕内側に注射する。直径10mm以上の膨疹が30分以上持続した場合を陽性と判定する。この段階で陰性ならば徐々に増量していく。高濃度では非特異反応が生じる場合があるので，健常者対照をとっておく必要がある。また，皮内テストのみでアレルギー反応が誘発されることもあるので注意が必要である。皮内テストに先だってプリックテストを行って安全を確認する。

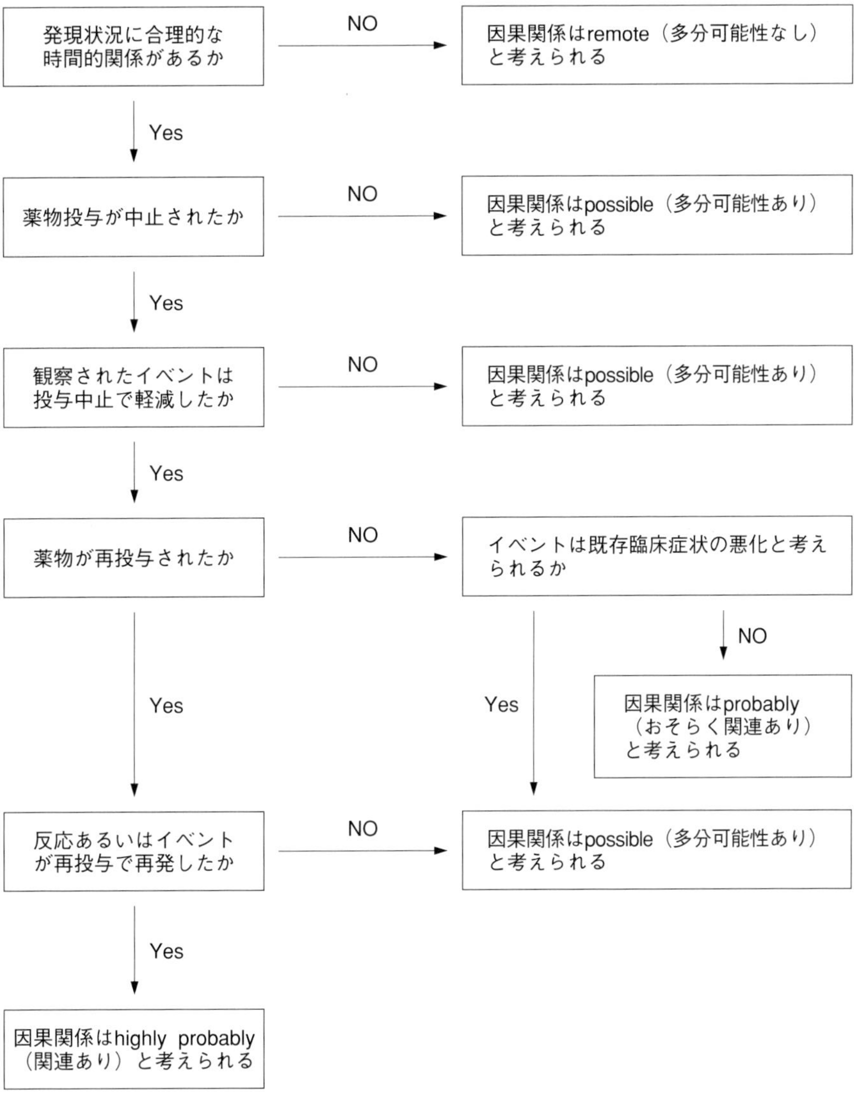
発現状況に合理的な
時間的関係があるか
NO
因果関係はremote（多分可能性なし）
と考えられる
Yes
薬物投与が中止されたか
NO
因果関係はpossible（多分可能性あり）
と考えられる
Yes
観察されたイベントは
投与中止で軽減したか
NO
因果関係はpossible（多分可能性あり）
と考えられる
Yes
薬物が再投与されたか
NO
イベントは既存臨床症状の悪化と考え
られるか
NO
因果関係はprobably
（おそらく関連あり）
と考えられる
Yes
Yes
反応あるいはイベント
が再投与で再発したか
NO
因果関係はpossible（多分可能性あり）
と考えられる
Yes
因果関係はhighly probably
（関連あり）と考えられる

図　FDA方式による異常薬物反応の原因検索アルゴリズム
（中島一格, 薬剤アレルギー. 内科 2000 ; 87 : 465－8. より引用）

表2　原因薬物の検索

| *in vivo* テスト | *in vitro* テスト |
|---|---|
| プリックテスト | 放射性アレルギー吸着試験 |
| 皮内テスト | 薬物添加リンパ球刺激試験 |
| 経口負荷試験 | 薬物特異的ヒスタミン有利試験 |
| 静注負荷試験 | |

2）プリックテスト（掻皮試験）

皮内テストに先立ってプリックテストを行う。前腕内側に薬物の10倍希釈液を滴下し，

27～25 G針で深さ1mm程度掻皮する。10～15分後に判定し，5mm以上の膨疹または10mm以上の発赤で陽性とする。続いて通常使用濃度で同様にテストする。

3）ラテックスアレルギー

天然ゴム（ラテックス）の使用頻度が高まるにつれアナフィラキシーショックを起こすことが分かってきた。

### 3 ハイリスクグループ

医療従事者，反復手術を受けた患者，アレルギー素因のある患者（特に食物アレルギーとしてバナナ，アボガド，キウイフルーツ，クリなどに即時型アレルギーをもつ）がアレルギーのリスクが高い。

検査としては以下のものがある。

①特異的IgE抗体測定：保険適応あり。疑陽性が出ることがあるので注意する。

②皮膚テスト：抗原エキスは日本で市販されていないが，簡単な方法としてゴムの手袋を刻んで生理食塩液内に振とうさせた液をもちいて使用することも可能である。

③負荷テスト：実際にゴム手袋を履かせる。特異的IgE抗体測定，皮膚テストで陽性だった場合には危険なので行わない。

## IV．特別な症候群の合併

非常にまれな疾患を合併した患者の周術期管理についてのコンサルテーションは麻酔科側として戸惑うものである。このような場合には，まず，できる限りの疾患についての情報を集めることが重要である。現在，internetによって簡単に疾患の情報，文献を収集することができる。日本語での検索は「医学中央雑誌」(http://www.jamas.gr.jp/)，麻酔科系雑誌検索には「たっちゃんをさがせ」がある。英文検索には「PubMed」(http://www.ncbi.nlm.nih.gov/PubMed/)，がある。教科書としては「Anesthesia and Co-existing disease」(Stoeltong RK, Dierdorf SF, McCammon RL eds. Churchill Livingstone）が非常に多くの疾患を網羅している。これらの情報から，周術期に特に問題となる点を術前に評価しておく必要がある。

## V．特別な術式

### 1 電気痙攣療法（electroconvulsive shock therapy：ECT）

ECTとは頭蓋外から通電することにより，脳内に全汎性てんかん発作を引き起こし，これによって生じる脳内代謝変化により二次的に精神症状の改善を図る治療法である。薬物療法の発達により一時下火となったが，その後，薬物療法に限界があること，ECTは速効性があること，また全身麻酔薬と筋弛緩薬を用いる（無痙攣性ECT）ことにより安全に施行できることから再び見直されるようになってきた。アメリカ精神医学協会，イギリス王立精神協会のガイドラインでは，ECTは必要な内科医のチェックの下に麻酔科医の呼吸・循環管理の下で熟練した精神科医によって手術室で行われることを定義している。筋弛緩薬と静脈麻酔薬による麻酔管理が一般的である。ECT施行に際して，原疾患のみならず抗うつ薬をはじめとする併用される薬物，合併症および通電に伴うさまざまな問題点を考慮した対応が必要である。

表3　ECTの絶対禁忌と相対禁忌

| | |
|---|---|
| 絶対禁忌 | 頭蓋内圧亢進患者 |
| 相対禁忌 | 頭蓋内占拠病変（頭蓋内圧正常）<br>頭蓋内動脈瘤<br>最近の心筋梗塞・狭心症<br>うっ血性心不全<br>未治療の緑内障<br>血栓性静脈炎<br>妊娠<br>網膜剥離 |

（Ballantyne JC, Cowan GA. Electroconvulsive therapy (ECT). Clinical Anesthesia Procedures of the Massachusetts General Hospital. 5th ed. Philadelphia : Lippincott-Raven ; 1998. p.558-61. より改変引用）

1）術前評価と術前検査

ECT施行時の自律神経系の変化としてはじめに副交感神経優位となり数秒間徐脈と血圧低下が生じる。続いて交感神経系優位となり，数分間頻脈と血圧上昇が生じる。脳血流と脳代謝は通電直後から増加し，頭蓋内圧は上昇する。眼圧，胃内圧も上昇する。循環血中のアドレナリン，ノルアドレナリン，副腎皮質刺激ホルモン（adrenocorticotropic hormon：ACTH）は通電直後より増加し，コルチゾールは遅れて上昇する。これらの変化は数分から数時間でもとのレベルに戻る。したがって，ECT患者管理についてのコンサルテーションを受けた場合には特に心疾患，頭蓋内病変の検索に注意を払う必要がある。表3[6]にECTの絶対禁忌と相対禁忌を示す。患者および患者家族からの問診および一般検査（一般生化学，血算，胸部X線写真，心電図，呼吸機能検査）より表3に示す疾患が疑われた場合には専門科による精査が必要である。また，頭蓋内圧亢進をきたす脳内占拠病変を除外するために頭部CTスキャンは必須である。また，高齢者，高血圧患者，脳血管障害の既往のある患者では脳内血管の病変の有無の検索（脳MRA）が必要である。

2）内服薬

a）ECT中の向精神薬の内服

術前向精神薬として三環，四環系抗うつ薬，炭酸リチウム，フェノチアジンが投与されていることが多い。モノアミン酸化酵素（monoamin oxidase：MAO）阻害薬はわが国では使用頻度が低い。炭酸リチウムに関してはECT後，記憶障害，せん妄の頻度を増すとの報告もあり，ECTに先だって中止すべきとの意見もある。待機的手術ではMAO阻害薬，三環系抗うつ薬は手術2～3週間前に中止することが推奨されているが，中止によって自殺の恐れがあるため中止すべきではないという意見もある。現在のところECT中の向精神薬内服薬については一定した見解がない。したがって向精神薬継続・中止については麻酔管理上の問題と患者の病態から精神科担当医との相談の上決定するべきである。

b）注意すべき薬物

ECTとの併用で注意すべき薬物がいくつかある。レセルピンはECTとの併用で重度の低血圧を引き起こす可能性があること，テオフィリンは痙攣発作を長引かせること，ベンゾジアゼピン系薬物は痙攣閾値を上げること，抗痙攣薬はECTの効果を妨げる可能性があることからその術前内服には注意が必要である。テオフィリン内服中の喘息患者ではその血中濃度のコントロールまたは中止について専門医のコンサルトが必要である。

3）ペースメーカ

ペースメーカにはさまざまな電磁障害防止機構があり雑音を鑑別できるようになっているが，完全に除去するためには設定を非同期モードやマグネットモードに変更することが望ましい。

## 症例呈示

■症　例1

72歳，男性。虚血性心疾患に対して冠動脈バイパス術を予定した。27年前に熊に顔面を殴打され顔面形成と気管切開術ならびに気管口閉鎖術を施行した既往がある。他院で気管チューブを挿入できずに手術中止となり当院に転院となった。挿管困難への対処についてコンサルテーションを受けた。

■対　応

顔面形成術後のため顔面の変形があったが，マスク保持は可能と考えられた。また，Mallampati分類はclass IIであった。気管口閉鎖部での肉芽組織による気管狭窄が疑われたため，ファイバーによる喉頭部・気管内の評価を耳鼻咽喉科に依頼するとともに，喉・咽頭部の3次元CTの撮影を依頼した。その結果，ファイバー所見では気管口閉鎖部に一致する部位に肉芽組織による気管狭窄が認められた。3次元CTでは気管口閉鎖部の気管狭窄が認められた。狭窄部の気管経は5mm程度と評価され，挿管による全身麻酔は困難と判断した。気管狭窄部の対処について心臓血管外科，耳鼻咽喉科，麻酔科の合同カンファレンスを行った。気管切開またはレーザーによる肉芽切除が提案されたが，気管切開は術創と距離が近く感染の危険性があるため，レーザーによる肉芽切除の後に冠動脈バイパス術を施行することとした。

■症　例2

68歳，男性。胃癌に対して胃全摘術を予定した。3カ月前より両手のしびれを自覚し，食事の際，力が入らずはしを落とすこともあった。近医整形外科を受診し，第5/6頸椎椎間板ヘルニアと診断された。現在，頸部後屈によりしびれ・疼痛があり，ハローベストを装着している。また，肥満がありいびきと起床時の口腔内乾燥も認め，閉塞性睡眠時無呼吸症候群と診断されていた。頸部可動制限，肥満から挿管困難の可能性があるため外科医より術前コンサルテーションを受けた。

■対　応

閉塞性睡眠時無呼吸症候群と診断されていたので，耳鼻咽喉科に上咽頭側面X線写真，CT，MRI，ファイバーによる気道狭窄部位と程度の検索を依頼した。頸椎病変について整形外科に重症度とハローベストの着脱についてコンサルトした。また，麻酔科外来で診察したところ，小顎でありMallanpati class IVであった。軽度の後屈にて上肢のしびれ・疼痛の悪化が認められた。耳鼻咽喉科コンサルトの結果，気道閉塞部位は主に舌根部であった。その結果，意識下に内視鏡ガイドで挿管することとした。患者には意識下挿管と気管切開の可能性についてインフォームドコンセントをとった。

■症　例3

68歳，女性。子宮癌に対して経膣的準広汎子宮全摘術を予定した。4人家族であり，患者は「エホバの証人」信者であったが，夫および子供は信者ではなかった。患者は「宗教的理念」上，輸血を拒否した。術前，ヘモグロビン濃度10.2mg/dLと軽度の貧血を認め，術中出血量は1,000mL前後と予想された。

■対　応

婦人科責任者，麻酔科責任者，看護婦，患者および患者の家族同席の上でインフォームドコンセントを行った。「一切の血液製剤の輸注は行わない，アルブミン製剤は投与してかまわない，血液の貯蔵が伴わない術中血液希釈は行ってもかまわない，輸血を行わないことによりいかなる損害を受けても医療者側に責任を問うことはない」，ということを確認した。術中の出血に対して，術前に血液の貯蔵が伴わない術中血液希釈による自己血を600mL採取すること，アルブミン製剤で対処することとした。また，婦人科担当医と麻酔科責任者の相談の結果，より確実に止血操作を行うため術式を開腹による準広汎全摘術とすることにした。

■症　例4

53歳，男性。直腸癌に対して低位前方切除を予定した。合併症として8年前から喘息があった。6年前に歯科治療の際に呼吸困難，意識消失があった。また，3年前に非ステロイド性消炎鎮痛薬（ジクロフェナク），抗生物質投与（詳細不明）内服により薬疹様の皮膚症状を呈した。今回の入院後の検査では，一般血液・生化学検査，免疫グロブリン量に異常はなかった。食物に対するアレルギーはなかった。麻酔管理中に使用される薬物に対してもアレルギーを有する可能性があり，手術に先立ってコンサルテーションを受けた。

■対　応

麻酔科外来で患者の問診を行ったところ，歯科治療の際の呼吸困難，意識消失については局所麻酔薬が原因であるかの鑑別は明らかではなかった。非ステロイド性消炎鎮痛薬，抗生物質投与内服により薬疹様の皮膚症状については薬物投与中止に伴って症状が消退したことから薬物投与に因果関係ありと考えられた。予定術式より麻酔管理上使用される可能性のある静注用リドカイン，ミダゾラム，ブピバカイン，チアミラール，ベクロニウム，エフェドリン，アトロピンについて皮内試験を行った。チアミラールに陽性反応が認められた。麻酔はミダゾラムで導入することとした。リドカインは陰性であったが使用せず，ブピバカインによる硬膜外麻酔とセボフルランによる全身麻酔で麻酔維持することとした。

■症　例5

31歳，男性。両下肢の脱力，両上肢の脱力が出現し，当院神経内科を受診した。さらに四肢の浮腫を認め，両下肢の脱力のため歩行は不可能であった。神経学的所見では触覚，痛覚が両下腿中央より末梢でやや過敏を示し，両下肢の振動覚と拇指の位置覚は著明に低下していた。握力は左右ともに10.5kgで不随意運動は認めなかった。生化学検査では，IgG-λ型のM蛋白を認めた。画像所見では，腹部エコーにて軽度の肝腫大と骨シンチにて右大腿骨に集積を認めた。さらに，剛毛，皮膚硬化，色素沈着の皮膚症状を認めたため，Crow-Fukase症候群と診断された。右大腿骨のシンチグラフィ集積部位に対して，針生検を施行したところ，形質細胞腫と診断されたため，当院整形外科に転科し右大腿骨腫瘍切除を予定した。まれな疾患であり，整形外科から周術期管理についてコンサルテーションを受けた。

**■対　応**

神経内科担当医と連絡をとり患者および疾患についての情報を収集した。さらに，internetの文献検索で周術期管理とCrow-Fukase症候群に関して記載されている文献を収集した。Crow-Fukase症候群は，形質細胞の増殖を伴って，多発性神経炎，M蛋白血症，臓器腫大，内分泌腺疾患，皮膚症状など多彩な臨床症状を呈する症候群であることがわかった。また，周術期に問題となる症状として内分泌腺疾患，血液凝固異常，肺水腫，心筋症を合併する可能性があることがわかった。すでに神経内科の診察で多発性神経炎，M蛋白血症，皮膚症状，臓器腫大，内分泌腺疾患，皮膚症状，血液凝固については周術期管理上問題となる点はなかった。心・肺機能について検索するために，胸部X線写真，胸部CTを撮影するとともに，呼吸機能検査，血液ガスを測定した。さらに，循環器内科に心機能評価，心電図評価を依頼した。その結果，呼吸機能，血液ガスに異常は認められなかった。心電図では洞性頻脈とSTの上昇，胸部X線写真で心拡大（心胸郭比65％），胸部CTにて少量の胸水が認められた。心エコーでは全体的な壁運動の低下と心囊水の貯留を認め，駆出率は33％であり，拡張型心筋症と診断された。これらの症状は原疾患によるものであり右大腿骨腫瘍切除が症状改善のための治療であると考えられた。したがって，術後，集中治療室入室することとし，重症心不全患者管理に沿った術中，術後管理を行うこととした。

**■症　例6**

61歳，女性。子宮癌の診断で根治手術を予定した。癌を告知後，幻覚・妄想状態，自殺企図などの心因反応が出現したため近医精神科を受診し，アミトリプチリン，塩酸チアプリドなどの向精神薬の投薬を受けていた。その後，手術目的で当院産婦人科に入院後，放射線治療を施行したが，妄想・不穏状態，自殺企図が発現したため治療困難となった。精神科に転科したが，薬物による治療が困難であると判断されて，電気痙攣療法（electroconvulsive therapy：ECT）が予定された。ECTは週5回，2週間の予定である。精神科よりECT施行時の全身管理の依頼，術前検査および向精神薬内服についてコンサルテーションを受けた。

**■対　応**

通常の待機手術と同様に，一般生化学，血算，胸部X線写真，心電図，呼吸機能検査に加え，頭部CTスキャンおよび脳MRA撮影すること，さらに心疾患検索，緑内障・網膜剥離等の眼疾患の有無の検索を精神科担当医に依頼した。大きな骨折，妊娠の可能性について患者および家族からの問診を依頼した。その結果，特に問題なくECT施行予定となった。術前内服薬に関してはニルバジピン，レボメプロマジン（フェニチアジン系），塩酸チアプリドは投与することとした。

### 参考文献

1）Wilson ME, Speigelhalter D, Robertson JA, et al. Predicting difficult intubation. Br J Anaesth 1988 ; 61 : 211-6.

2）Frerk CM. Predicting difficult intubation. Anaesthesia 1991 ; 46 : 1005-8.

3）Lewis M, Keramati S, Benumof JL, et al. Which is the best way to determine oropharyngeal classification and mandibular space length to predict difficult laryngoscopy?. Anesthesiology 1994 ;

81 : 69 - 75.

4) 中島一格. 薬剤アレルギー. 内科 2000 ; 87 : 465 - 8.

5) Fisher MM. Intradermal testing in the diagnosis of acute anaphylaxis during anaesthesia - results of five years experience. Anaesth Intensive Care 1979 ; 7 : 58 - 61.

6) Ballantyne JC, Cowan GA. Electroconvulsive therapy (ECT). Hurford WE, Bailin MT, Davison JK, Haspel KL, Rosow C, editors. Clinical Anesthesia Procedures of the Massachusetts General Hospital. 5th ed. Philadelphia : Lippincott-Raven ; 1998. p.558 - 61.

# 3. 術後コンサルテーション

第3章　術後コンサルテーション

# 1　覚醒遅延，精神障害，術中覚醒

札幌医科大学医学部麻酔科　兼任助手　**関　純彦**

## はじめに

術後の覚醒遅延，精神障害や術中覚醒は，全身麻酔に伴う合併症として多くの麻酔科医が経験する。これらは，適切な対処や説明を怠ると，周囲から「麻酔のせい」と誤解されやすい点で共通している。実際には，麻酔だけで説明できることはまれで，さまざまな因子が複雑に絡み合う場合がほとんどである。麻酔科医は，これらの合併症の概念や原因を正しく理解し整理しておく必要がある。理路整然とした説明ができなければ，患者やその家族，あるいは外科医からの信用を得ることはできないし，迅速に対処することも難しくなる。処置が遅れると他の重篤な合併症や後遺症をもたらすこともあるので，十分な注意が必要である。そこで本項では，覚醒遅延，術後精神障害，術中覚醒についてその概念と原因および対処法について述べる。

## I. 覚醒遅延

### 1 覚醒遅延とは

予測される時間を経過しても覚醒しないことを覚醒遅延という。全身麻酔を前にした多くの患者やその家族は，まず「術後にちゃんと醒めるのだろうか」という不安を抱く。術後の覚醒遅延は，周囲から「単なる麻酔薬投与量の見込み違い」であるという誤解を招きやすい。しかし，麻酔科医は患者の体格，年齢，全身状態を考慮して麻酔薬の投与量を決定する。また，術中もさまざまな臨床兆候やモニターを頼りに麻酔深度を調節する。したがって単純な過量投与は，アクシデンタルに投与された場合と，予想以上に手術が短時間に終了した場合にほぼ限られる。多くの覚醒遅延は，さまざまな合併症や侵襲により，麻酔薬の代謝能力あるいは麻酔薬に対する反応性が影響を受けたときに生じる。また，中枢神経系の重大な合併症である場合もある。

いずれにしても，冷静にその原因を判断し，周囲の理解と協力を得ることが必要である。重篤な中枢神経系の合併症を否定できれば，時間はかかってもいずれは覚醒する。

### 2 原因

単なる麻酔薬の過量投与を除くと，覚醒遅延の原因としては**表1**のような要因が挙げられる。

表1　覚醒遅延の要因

| |
|---|
| 1. 麻酔薬自体の影響<br>前投薬，麻酔薬，筋弛緩薬の残存や相互作用による作用増強<br>局所麻酔薬中毒，全脊麻<br>2. 麻酔・手術侵襲による影響や代謝異常<br>低体温，低酸素血症，高二酸化炭素血症，低血糖，高浸透圧性高血糖，電解質異常，低タンパク血症，貧血，非ケトン性高浸透圧性昏睡，悪性高熱症<br>3. 器質的中枢神経障害<br>低酸素性脳症，脳梗塞，脳内出血，クモ膜下出血<br>4. 中枢神経以外の臓器障害<br>肝機能障害，腎機能障害，甲状腺機能低下症（粘液水腫昏睡），副腎機能低下症 |

### 3 診断と対処

1）バイタルサイン・血液検査

まず，即座に施行できるバイタルサインのチェックや血液検査を行う。すなわち，血圧，体温測定，血液ガス分析，血糖値・電解質測定を行い，異常が認められれば補正する。瞳孔の左右不同や対光反射の消失，片麻痺を疑わせる所見があれば，器質的な中枢神経障害の発生を念頭におく。

2）原因薬物の同定

次に，主な原因と思われる麻酔薬物の同定を行う。自発呼吸がまったく認められない場合は，末梢神経刺激装置を使用し，筋弛緩薬の効果の残存を評価する。筋弛緩薬の残存が疑われた場合は，浅い全身麻酔で無意識を維持しつつ回復を待つ。筋弛緩薬の効果が強く残存している状態では，ネオスチグミンやエドロホニウムを投与するとかえって再弛緩の危険がある。

縮瞳や呼吸回数の減少をみた場合は，麻薬の効果残存が疑われ，ナロキソンで拮抗できる。前投薬や導入にベンゾジアゼピン系薬物を用いた場合は，フルマゼニルによる拮抗を試す。しかし，これらの拮抗薬の効果は一時的なので，あくまでも診断を目的として投与するべきである。吸入麻酔薬の残存は，呼気の臭いや呼気麻酔ガスモニターである程度評価できる。この場合は，十分な換気をしながら覚醒を待つ。

3）合併症の可能性

以上のような処置をもってしてもなお覚醒しなければ，重篤な合併症の発生を考慮しなければならない。原因となる疾患は，**表1**に示したようにさまざまであるので，患者の既往歴や術前検査，術後のより詳細な血液検査などを参考に検索していく。最も留意しなければならないのは，脳梗塞，脳内出血，クモ膜下出血といった中枢神経障害である。これらは，できるだけ迅速に対応しなければならないのはもちろんであるが，実際には，麻酔薬など他の影響を否定するためにある程度の時間を要するのはやむをえない。一般には，術後1時間以上待っても覚醒しない場合は，頭部CTスキャンを施行するべきであろうと考える。

## II. 精神障害

### 1 精神障害の定義

本来，精神障害とは，すべての精神症状を含めた言葉である。術後精神障害と診断した

表2　せん妄の診断基準

| | |
|---|---|
| A. | 注意を集中し，維持し，転導する能力の低下を伴う意識の障害（すなわち環境認識における清明度の低下）。 |
| B. | 認知の変化（記憶欠損，失見当識，言語の障害など），またはすでに先行し，確定され，または進行中の痴呆ではうまく説明されない知覚障害の発現。 |
| C. | その障害は短期間のうちに出現し（通常数時間から数日），1日のうちで変動する傾向がある。 |
| D. | 病歴，身体診察，臨床検査所見から，その障害が一般身体疾患の直接的な生理学的結果により引き起こされたという証拠がある。 |

（高橋三郎，大野　裕，染矢俊幸訳．せん妄，痴呆，健忘および他の認知障害．AMERICAN PSYCHIATRIC ASSOCIATION DSM-IV 精神疾患の診断・統計マニュアル．第1版．東京：医学書院；1996, p.137－76. より引用）

場合，術後の不安や抑うつなどの軽い精神症状から，幻覚妄想状態やせん妄状態のような精神病的なものまで含まれる。手術後にしばしばみられ，問題となる精神障害に「せん妄」がある。せん妄とは，意識混濁を背景として，不安，幻覚・錯覚，精神運動興奮などが出現する状態であり，その診断基準を**表2**に示す[1)]。手術直後では全身麻酔の影響が残存し，さまざまな刺激が興奮状態やせん妄を誘発する。一方，術後数日の意識清明期を経た後に発症するせん妄が知られており，「術後せん妄」という言葉はこれを指す場合が多い。しばしば，この「術後せん妄」を指して，「術後精神障害」や「術後精神病」という言葉が用いられることがあり，用語の使い方に混乱が見受けられる[2)]。本項では，まず手術直後の興奮状態・せん妄について述べ，次にいわゆる「術後せん妄」を中心に述べる。

## 2　手術直後の興奮状態・せん妄

### 1）原因と誘因

手術直後は，覚醒前後の意識レベル低下を背景とし，低酸素血症，術後痛，気道刺激，膀胱充満，尿道刺激などが誘因となって，興奮状態やせん妄をきたすことがある。また，前投薬として用いたスコポラミンやフェノチアジンもせん妄の原因となりえる。

### 2）診断と対処

まず，パルスオキシメータや血液ガス分析によって低酸素血症の有無を確認し，必要であれば酸素投与を行う。次に，鎮痛が十分であるかどうかを確認し，鎮痛薬の投与を考慮する。また，下腹部を触診して膀胱充満があれば，導尿を行う。尿道カテーテルが留置されていれば，閉塞がないかどうか確認する。尿道カテーテルの留置そのものが刺激になっている場合もある。抑制帯による身体の拘束や長時間の同一体位による腰痛なども刺激となりうる。この場合，抑制の解除や適度な体位変換が有効な場合がある。また，既往歴から，アルコール，煙草，薬物の禁断症状，既存の精神病の再発・増悪に留意する。さらに，血液検査から電解質代謝異常，神経学的所見から器質的中枢神経障害の可能性にも留意する。

以上の処置によっても改善しない場合は，ベンゾジアゼピン系などのマイナートランキライザやハロペリドールなどのメジャートランキライザを静注する。これらは，不十分な投与では脱抑制によってかえって興奮状態を悪化させる可能性がある一方，大量に投与すれば上気道閉塞，呼吸・循環抑制をきたす。したがって，効果と副作用を注意深く観察しながら慎重に投与する必要がある。適度な鎮静が得られたら，病室にて呼吸・循環動態を十分に監視する。刺激となる原因が除去され，時間とともに全身麻酔の影響が減少すれば，必ず改善することを外科医，患者の家族に説明する。

### 3 いわゆる「術後せん妄」

#### 1）原因

手術後数日間の意識清明期を経た後，病棟で突然，錯乱，せん妄，幻覚妄想状態を主症状として発症し，多くは数日間続き，回復後はなんら精神的な後遺症を残さない症候群が知られている。これは，一般に「術後せん妄」として知られているが，「術後精神病」などとも呼ばれることは前述のとおりである。また，術後に限らず，ICU管理下で発症することもあり，この場合は「ICU症候群」と呼ばれるが，病態は同じものと考えられる。

原因はかなり複雑で，詳細は不明な点も多い。低酸素血症，手術侵襲によるカテコラミン・副腎皮質刺激ホルモン（adrenocorticotropic hormone：ACTH）の分泌過剰などが精神的興奮状態を引き起こし，これに不安，痛み，コミュニケーションの遮断，音や光などの感覚刺激などの環境要因が加わり，ついには正常な精神状態から逸脱してせん妄に陥ると考えられている。

#### 2）診断と対処

禁断症状や既存の精神病の再発・増悪，また電解質代謝異常や脳器質的障害が否定でき，術後数日の意識清明期の後にせん妄をきたした場合は本症と考えられる。

せん妄の兆候を早期に察知し，できるだけ早く対策を講じることが重要である。具体的には，患者との積極的な会話，面会の制限解除，モニター類・人工呼吸器からの早期開放などが挙げられる。十分な睡眠を確保できるような環境を作り，必要であれば鎮痛薬・鎮静薬を使用する。以上のような処置をもってしてもせん妄状態が続く場合には，ハロペリドールやクロルプロマジンの投与を考慮する。身体の回復とともに身体的要因が除去されれば次第に沈静化し，通常1週間前後で回復するが，高齢者では老年痴呆が増悪する場合もある。

## III. 術中覚醒

### 1 覚醒の定義

覚醒（awareness）とは，意識がありその間の出来事を認識できる状態を指す。その出来事を術後に想起（recall）できる，すなわち具体的な記憶（explicit memory）が認められる場合は，患者に不安や恐怖心を引き起こし，術後の睡眠障害や精神障害をもたらす可能性が高い。意識的に想起できない漠然とした記憶（implicit memory）が残った場合でも，術後の精神状態に影響を与えるといわれている。最近の報告では，術中覚醒の発生頻度は，全身麻酔症例の0.1～0.2％である[3)]。

### 2 術中覚醒の原因

原因として，①局所麻酔，筋弛緩薬[3)]，降圧薬を併用した際の浅麻酔，②術中循環不全でやむをえず浅麻酔とした場合，③プロポフォールやフェンタニルを主体とした麻酔での麻酔深度判定の難しさを背景とした浅麻酔，④不注意により麻酔薬投与が過少あるいは中断された場合，が考えられる。しかし，これらには当てはまらず，常識的に十分と思われる麻酔薬を投与しても術中覚醒が生じることがあり，これは薬物への感受性の個体差に起因すると考えられる。全身麻酔中は，五感の中で聴覚が最も保持されるといわれており，術中の記憶は聴覚に起因するものが多い[4)]。

### 3 術中覚醒判明後の対処

#### 1）術中の予防対策

術中，いかなる予防対策をとっていたかが問われる。血圧上昇，頻脈，発汗，流涙，散瞳等の臨床徴候をしっかりモニターすることが基本である。今後は，target controlled infusion（TCI）による静脈麻酔薬の血中濃度コントロールやbispectral index（BIS）を指標にした麻酔深度モニターが求められるようになる。

#### 2）術後覚醒判明後の対処

術中の記憶と思われるものが，実は夢や幻覚あるいは術直後の記憶であることもあるので，注意深く問診をして鑑別しなければならない[5)]。

不本意ながら術中覚醒が生じた場合は，その原因や記憶の信憑性について具体的かつ真摯に説明するのが最善策である。術中記憶がたとえ不確かな記憶であったとしても，その記憶を具体化し，事実であることを説明すると，術後の精神状態が改善するといわれている。ほとんどの場合，頻回に術後訪問を行いカウンセリングすることで，不安や精神症状は軽快する[3)]。全身麻酔に同意した患者は，当然手術中は意識が無く，痛みも感じず，覚醒したときには手術がすべて終わっているものと考える。安易な否定や説明の省略は，心理的外傷を増悪させ，医療過誤問題に発展しかねない。

## 症例呈示

■症　例1

60歳，女性。胆石症に対して腹腔鏡下胆嚢摘出術を行った。前投薬はミダゾラムの筋注とした。チアミラール，フェンタニルおよびベクロニウムで導入し，リドカインによる硬膜外麻酔と酸素・亜酸化窒素・イソフルランによる全身麻酔を併用した。約1時間で手術は終了したが覚醒せず，ナロキソン，フルマゼニル，ネオスチグミンの静注後も自発呼吸は出現しなかった。体温は34.8℃と低く，収縮期血圧も90mmHgと低かった。ICUにて人工呼吸とし，加温およびドパミン投与にて循環を維持した。約3時間後，意識清明となり抜管した。

■対　応

不可解な低体温と低血圧，原因不明の高クレアチン・リン酸分解酵素（creatine phosphokinase：CPK）血症から甲状腺機能低下症を疑い，血中ホルモン値測定にて確診がついた。

■症　例2

58歳，男性。頸椎亜脱臼に対して頸椎後方固定術を行った。チアミラールとベクロニウムにて導入し，麻酔は酸素・亜酸化窒素・セボフルラン0.5～2％で維持した。手術時間は7時間，術中のベクロニウムの使用総量は18mgであった。手術終了後，バイタルサインは安定していたが，純酸素で40分間換気しても自発呼吸はまったく出現しなかった。瞳孔は左右2mmであったが対光反射はまったくなく，術後3時間後より左右不同を認めた。

■対　応

瞳孔不同が出現したところで，頭部CTを施行した。脳幹部に異常低吸収域を認め，脳幹梗塞と診断した。

■症　例3

30歳，男性。頬骨骨折に対して観血的整復術を予定した。セボフルランによる全身麻酔を行った。手術終了後，麻酔投与を中止したところ，激しいバッキングと体動を生じた。抜管後，意味不明瞭の大声をあげたり，起き上がろうとするなど興奮状態に陥った。

■対　応

手術直後のせん妄であり，術後痛が誘因と考えられた。鎮痛薬を投与し，全身麻酔の完全覚醒を待ったところ，意識は清明となり，何ら後遺症を残さなかった。

■症　例4

75歳，男性。胃癌に対して胃全摘術を予定した。硬膜外麻酔とセボフルランによる全身麻酔を行った。術直後の覚醒・鎮痛は良好であったが，数日後，ベッドから降りようとする，カテーテル類を抜去する，などの異常行動が目立ち始め，ついには静止する医療従事者に対して罵声を浴びせるようになった。

■対　応

典型的な意識清明期後の術後せん妄である。面会制限解除，鎮静薬を補助的に用いて規則正しい睡眠をとらせることなどに努め，軽快した。1週間後に意識は完全に清明となったが，せん妄時の記憶はまったくなかった。

■症　例5

56歳，女性。リドカインによる頸部硬膜外麻酔と気管挿管下でのプロポフォールによる全身麻酔を併用し，乳房切除術を施行した。術中はプロポフォール6mg/kg/hrと酸素・空気で維持し，術中，血圧と心拍数に変動はなかった。しかし，患者は術後に「切られるとき少し痛かった」と訴えた。

■対　応

頸部硬膜外麻酔によって術中の交感神経刺激症状が隠蔽されたのも一因であった。十分と思われる麻酔薬を投与したが臨床兆候から覚醒を発見できなかったことを説明した。術後鎮痛が良好であったこともあり，大きな問題とはならなかった。

■症　例6

16歳，女性。心房中隔欠損症に対して閉鎖術を予定した。フェンタニル50μg/kgによる全身麻酔を行った。適時ミダゾラムを間欠投与した。術後訪問時，術中の術者の会話を覚えていることが判明した。

■対　応

頻回に術後訪問を行った結果，不安を残すことなく軽快退院した。麻薬の作用による鎮痛効果と多幸感によって，不快な記憶ではなかったことが幸いした。

参考文献

1）高橋三郎，大野　裕，染矢俊幸訳．せん妄，痴呆，健忘および他の認知障害．AMERICAN

PSYCHIATRIC ASSOCIATION DSM-IV 精神疾患の診断・統計マニュアル．第1版．東京 : 医学書院 ; 1996, p.137–76.

2）黒澤　尚．術後精神障害の考え方．日臨麻誌 1998 ; 18 : 115–20.

3）Standin RH, Enlund G, Samuelsson P, et al. Awareness during anaesthesia: a prospective case study. Lancet 2000 ; 355 : 707–11.

4）Standew PJ, Hain WR, Hoster KJ, et al. Retention of auditory information presented during anaesthesia. Anaesthesia 1987 ; 42 : 604–8.

5）最首俊夫．術中覚醒．臨床麻酔 1996 ; 20 : 1501–5.

第3章　術後コンサルテーション

# 2　悪心・嘔吐，頭痛

札幌医科大学医学部麻酔科　助手　川股知之

## I. 悪心・嘔吐（postoperative nausea and vomiting：PONV）

術後のPONVは頻度の高い術後合併症であり，発現率は20～30％といわれている。PONVは患者に不快感を与えるだけでなく，手術創縫合部に不要な緊張を与える，出血の増加，さらには引き続く嘔吐によって脱水，電解質バランスの悪化を引き起こす。また，麻酔薬の影響が残存していたり，気道の反射が低下しているような場合には誤嚥の危険がある。また，外来手術では，術後に患者が嘔吐することによって予期せぬ入院，院内滞在の延長が起こり，医療コストを増加させる。

### 1 嘔吐のメカニズム

嘔吐とは，胃内容が急激に口腔を経て，体外に排泄される運動である。これは食道，胃，十二指腸，横隔膜，腹筋などの協同的な一連の反射運動によって行われる。いずれにせよ，腐った食物や，毒物を食べた場合，速やかにこれを排泄させるための身体防衛反応の一つであると考えられる。

嘔吐は延髄の嘔吐中枢を刺激することにより起きる。求心路には，①上部消化管，咽頭，縦隔から迷走神経を介し延髄孤束核を経由する，②前庭迷路から第VIII脳神経を介する，③心理的要因など大脳皮質または辺縁系を介する，④第4脳室底の最後野にあるchemoreceptor trigger zone（CTZ）を介する経路があり最終的に嘔吐中枢に入る。CTZは血管が豊富で血液脳関門を欠いているため血液中の種々の化学物質によって刺激される。また，孤束核も種々の化学物質によって刺激される（図）。したがって，周術期ではさまざまな薬物の使用，手術操作，心理的要因なので嘔吐中枢が刺激される。

嘔吐中枢が刺激されると唾液分泌，嚥下，顔面蒼白，頻脈などの前駆症状を経て，不快な感覚である悪心を感じる。十二指腸，空腸，回腸上部などに逆蠕動がみられ，胃の緊張が低下する。続いて，胃上部の緊張が完全になくなり，噴門括約筋が弛緩する。強い蠕動が胃体中央部付近から起こり，角切痕，あるいは幽門の手前で収縮輪をつくる。同時に反射的な深い吸気が行われ，声門が閉ざされ，横隔膜，腹筋の強い収縮によって腹圧が異常に上昇する。さらに正常ではみられない逆蠕動が起こり，胃内容が噴門に向かって逆流する。食道が弛緩し口腔を経て体外に排泄される。この間，舌根は急激に後方に引かれ，鼻腔との連絡も遮断される。嘔吐の重要な因子は噴門括約筋の弛緩と腹圧の上昇である。しかし，激しいせきや，排便時に腹圧が上昇しても嘔吐をきたさないが，噴門括約筋の発達

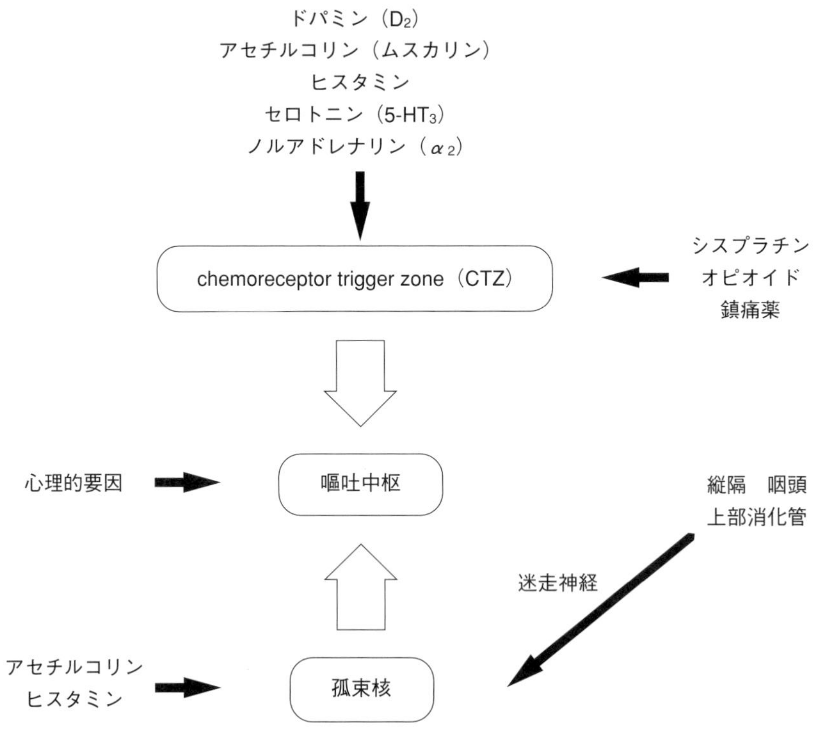


図　嘔吐中枢

表1　PONVのリスクファクタ

| 患者因子 | 手術因子 | 麻酔因子 | 術後因子 |
|---|---|---|---|
| 性別 | 腹腔鏡手術 | 亜酸化窒素 | 疼痛 |
| 年齢 | 頭頸部手術 | ケタミン | めまい |
| 体重 | 膀胱結石砕石術 | 揮発性麻酔薬 | 経口摂取 |
| 不安 | 胃・十二指腸・胆嚢手術 | ネオスチグミン | |
| PONVの既往歴 | 斜視 | オピオイド | |
| | 中耳手術 | 胃管 | |
| | 睾丸固定術 | | |
| | 扁桃摘出術 | | |

が悪い乳児ではしばしば嘔吐をきたすことを考えると，噴門括約筋が大きな比重をしめていると考えられる。

## 2 PONVのリスクファクタ（表1）

PONVに影響を与える因子として，患者因子，原疾患，術式，麻酔法が挙げられる。

1）患者因子

a）性差

女性は男性よりもPONVの発現率が高い。この性差は11～14歳と80歳以上では認められないことから，PONVにはゴナドトロピンなどのホルモンが影響している可能性がある。また，生理周期とPONVの関係には一定した見解はない。

b）年齢

成人より小児で発現率が高く，11～14歳で発現率はピークとなる。加齢に伴ってPONV発現率が減少するとの報告もあるが，その関係は性差ほど明らかではない。

c）体重

体重とPONVには明らかな相関がある。この理由として，吸入麻酔薬が脂肪組織に蓄積され麻酔薬投与中止後も血中へ移行するためと考えられる。肥満患者ではこの蓄積が多いこと，残存胃内容物が多いこと，胃内容の逆流しやすこと，また，気道確保が難しくマスク換気中に胃の膨満をきたしやすいことも挙げられる。

d）不安

術前の不安もPONVの発現率を増加させる。また，以前にPONVの既往のある患者，動揺病の患者においても頻度は高くなる。幽門狭窄，神経筋疾患などで胃内容が停滞している患者もリスクが高い。

2）手術因子

術式では腹腔鏡手術，頭頸部手術，膀胱結石砕石術，胃・十二指腸・胆嚢手術でPONVの発現が高いと報告されている。小児手術では斜視，中耳手術，睾丸固定術，扁桃摘出術で多い。また，長時間手術もPONVのリスクを増す。

3）麻酔因子

a）亜酸化窒素（笑気）

PONVの発現を増加させる。その作用機序としては①カテコラミン放出を伴う交感神経の刺激作用，②中耳内圧変化に伴う前庭系への刺激作用，および③消化管膨張，などが考えられる。

b）ケタミン

PONVの発現を増加させる。二次的に内因性カテコラミンを放出させるためと考えられる。

c）セボフルラン・プロポフォール

セボフルラン＋亜酸化窒素麻酔とプロポフォール＋亜酸化窒素麻酔ではセボフルラン＋亜酸化窒素麻酔の方がPONVの頻度が高い。また，日帰り手術で関節鏡を受ける患者の全身麻酔の導入をセボフルランまたはプロポフォールで行い比較するとセボフルランの方がPONVの頻度が高い。揮発性麻酔薬の中ではセボフルランは他の麻酔薬よりもPONVの頻度は低い。プロポフォールの作用機序は明らかではないが制吐作用をもつと考えられている。

d）筋弛緩拮抗薬

筋弛緩の拮抗に使用されるネオスチグミンはPONVに影響を与える可能性がある。少量投与（1.5mg）では大量投与（2.5mg）に比較してPONVの頻度が低い。しかしながら筋弛緩作用の残存に注意が必要である。小児扁桃摘出術後のPONV発現はネオスチグミンとアトロピンまたはグリコピロレイトの併用ではアトロピン併用の方が低い。

e）オピオイド

投与経路にかかわらずモルヒネの投与はPONVの頻度が高い。帝王切開術後の鎮痛にpatient-controlled epidural fentanyl analgesiaとpatient-controlled intravenous morphineを比較すると前者のほうがPONVが少ない。また，開腹術後の硬膜外鎮痛に0.125％ブピバカインとモルヒネを混合投与したときと，同量のブピバカインとフェンタニルを混合投与したときではフェンタニル使用群でPONV発現が少ない。

f）酸素

術中の投与酸素分圧を高めるとPONVが減少する。

g）胃管

胃の膨満はPONVを誘発する。したがって，胃管による胃の減圧は必須であるが，逆に術後，挿入されている胃管によって喉頭が刺激され嘔吐を惹起することがある。

4）術後因子

a）疼痛

特に，内臓痛，骨盤痛はPONVを引き起こす。疼痛緩和はPONVの緩和と関連している。

b）めまい

めまいを訴える患者ではPONVの頻度が高い。脱水による起立性低血圧の症状としてめまいが生じる。

c）日帰り麻酔

鎮痛薬にオピオイドを使用した患者では急な動き，体位変換，さらには移動によってPONVが誘発される。

d）経口摂取

術後の経口摂取の時期もPONVに影響を与える。

## 3 治療

1）薬物

表2にPONV治療に用いられる薬物を挙げる。この中で，オンダンセトロン，ドロペリドール，メトクロプラミドが汎用されている。

患者管理無痛法（patient controlled analgesia：PCA）にモルヒネを使用した場合に発生するPONVに対するドロペリドール，オンダンセトロン，ヒオシン，トロピセトロン，メトクロプラミド，プロポフォールの予防投与の効果を検討したメタアナライシスがある[1]。何も予防薬を使用しないと約50％にPONVが出現するが，ドロペリドール（0.5～11mg/day）をPCA薬液に混合すると約20％に抑えることができる。他の薬物については明らかではなかった。ただし，ドロペリドール投与量が4mg/day以上になると鎮静・眠気などの副作用が増加する。

全身麻酔中の制吐薬の予防投与の効果を検討したメタアナライシス[2]ではオンダンセ

表2　PONV治療に用いられる薬物

| | |
|---|---|
| $5\text{-}HT_3$受容体拮抗薬 | |
| オンダンセトロン | 4mg静注 |
| グラニセトロン | 40μg静注 |
| ドパミン受容体拮抗薬 | |
| ドロペリドール | 1.25mg静注 |
| メトクロプラミド | 10mg静注 |
| クロルプロマジン | 10～50mg静注 |
| 抗ヒスタミン薬 | |
| ヒドロキシジン | 25～50mg静注 |
| 副腎皮質ホルモン | |
| デキサメタゾン | 本邦では静注剤はない |

トロンとドロペリドールはメトクロプラミドより予防効果がある。小児ではオンダンセトロンがドロペリドールより効果があるが，成人では変わらない。

2）投与時期

日帰り手術を受ける患者に対して4mgのオンダンセトロンの予防投与を受ける群と，術後症状がでたときに1mgを投与する群に分けて，退院までの時間，予期しない入院，患者満足度，日常生活復帰までの時間を検討した研究[3)]では，両群で差はなかった。また，コストの点からも，術後，症状出現時に投与した方が良いとの報告がある。

3）薬物を用いない治療

ツボ圧迫法，針，ツボ電気刺激法がある。これらの方法を薬物療法と比較したメタアナライシス[4)]では，ツボ圧迫法，針，ツボ電気刺激法は小児には効果ないが，成人では薬物と同程度のPONV抑制効果がある。コストと副作用の点から有用であるかもしれない。刺激部位は撓側手根屈筋腱と長掌筋腱で手首から三横指に位置する内関（P6）である。

## II. 頭痛

### 1 脊椎麻酔後頭痛（post dural puncture headache：PDPH）

術後頭痛の原因の多くは脊椎麻酔および硬膜外麻酔時の硬膜穿刺に伴う頭痛である。穿刺部からの脳脊髄液の漏出に伴う脳脊髄圧の低下によって生じる。拍動性の頭痛で，立位で増悪する。頭痛部位は後頭部，前頭部，頭頂部，項部とさまざまで好発部位はない。放散痛が項部，頸部に及ぶことがある。多くは硬膜穿刺後24時間後くらいに発生し，4～5日続くが穿刺孔の自然閉鎖に伴い症状は消失するが，1カ月続くこともある。症状が強い場合や遷延する場合には治療が必要である。

1）発生に関する因子

a）穿刺針の太さ

太い針の方が細い針より発生頻度が高い。

b）穿刺針先端の形状

脊椎麻酔針の先端の形状には大きく分けて2種類がある。先端が斜めにカットされたcutting針（Green針，Quinke針）と先端がペンシルポイントになったnon-cutting針である。non-cutting針はcutting針に比べてPDPHの発生頻度が低い。これはcutting針が硬膜の膠原繊維を切断して押し進んでいくのに対して，non-cutting針では繊維を切らずに押し広げて進んでいき，硬膜の弾性復元力によって穴が閉じやすいためと考えられる。

穿刺針と硬膜刺入の角度；硬膜に垂直に穿刺した場合に比較して，30度程度の角度で穿刺した方が髄液の漏れが少ない。

c）年齢・性差

発生頻度を年齢別にみると，20歳台で高く，高齢になるにつれ頻度は低下する。性別では女性は男性のほぼ2倍の発生頻度を示す。

d）症例

産科麻酔で頻度が高い。理由として妊娠中は腹腔内圧の上昇によって髄液圧が高いことによると考えられている。

2）治療

立位や坐位は穿刺部位に高い圧が加わり，髄液漏出量が増加するので臥位を保つ。

a）水分負荷

髄液産生を促すよう点滴あるいは経口で水分補給を行う。

b）硬膜外自己血注入

安静，水分補給で改善しない場合には硬膜外自己血注入を考慮する。硬膜穿刺した部位，あるいはその近くの棘間で硬膜外腔を穿刺して，無菌的に採血した患者自己血を10～15mL注入する。頭痛は，ただちに，もしくは数時間で消失する。有効率は95％以上と報告されている。注入された血液は刺入部より頭側に多く広がるため，自己血注入は硬膜穿刺部位より1～2椎間下より行った方がよい。硬膜外腔に注入された自己血の広がりを経時的にMRIで観察した研究[5]では，注入30分および3時間後には凝血塊による硬膜圧迫所見が認められる。注入7時間後以降では圧迫所見は認められず，凝血塊が硬膜に癒着している像が認められる。したがって，初期の改善は圧迫による髄液圧の上昇によって，持続的な効果は針穴をふさぐためと考えられている。したがって，生理食塩液を硬膜外腔に注入するだけでも圧迫効果によってPDPHの緩和が得られる。

### 2 気脳症

まれではあるが硬膜穿刺後の頭痛の原因として気脳症も考える必要がある。空気抵抗消失法を用いて硬膜外ブロック施行中にあやまって硬膜穿刺をしてしまい空気をクモ膜下腔に注入してしまった場合や脊椎麻酔時に何らかの原因でクモ膜下腔に空気が入った場合に起こる。症状は空気による髄膜刺激症状と考えられる。気脳症による頭痛の特徴は，症状発現が速い（硬膜穿刺した同日以内），空気が吸収されると症状は消失するので5日くらいで回復する，あらゆる体動で症状は悪化し臥位安静でも改善しない，ことが挙げられる。また，頭部X線写真で空気像が認められる。治療法は空気が吸収されるまでの安静と酸素吸入である。

## 症例呈示

■症　例1

53歳，女性。白内障の診断で硝子体切除術を予定した。合併症は特にない。1カ月前にも同様の手術を行っている。前回の術後，悪心・嘔吐が引き続き，メトクロプラミド投与によっても効果があまりなく眼科で対応に苦慮した。今回の手術にあたって，術後の悪心・嘔吐予防および対策についてコンサルテーションを受けた。

■対　応

前回の麻酔法を調べたところ，プロポフォールで導入し麻酔維持は酸素・亜酸化窒素・セボフルランで行っていた。今回，亜酸化窒素を使用せず，酸素・セボフルランとフェンタニルの少量投与で麻酔維持する予定とした。また，担当麻酔医に対してマスク保持の際，胃内にガスを入れないよう注意を促した。また，筋弛緩薬の投与は挿管時のみとして，筋弛緩の拮抗に使用するネオスチグミンの投与量を1mg程度にすることにした。また，眼科医に対して悪心・嘔吐発現時にはドロペリドールを1.25mg静脈内投与することを依頼した。

■症　例2

26歳，男性。男性不妊症の診断で脊椎麻酔下で精巣生検を行った。術翌日，坐位および立位をとると後頭部痛が出現した。仰臥位で安静にしていると頭痛は改善する。術後第2日目になっても症状が変わらず，退院も延期となった。頭痛について泌尿器科医からコンサルテーションを受けた。

■対　応

患者を往診したところ，頭部を挙げたり，坐位をとることによって症状は悪化し，ベッド上安静を保っている状態であった。脊椎麻酔を施行されていたことから脊椎麻酔後頭痛が疑われた。静脈路を確保し，輸液負荷をすることとした。翌日回診したところ若干の症状の軽減がみられたものの頭痛のためトイレに行くのもつらい状態であった。そこで患者，主治医，麻酔科医で相談し硬膜外自己血注入をすることとした。

参考文献


1）Tramer MR, Walder B. Efficacy and adverse effects of prophylactic antiemetics during patient-controlled analgesia therapy: a quantitative systematic review. Anesth Analg 1999 ; 88 : 1354－61.

2）Domino KB, Anderson EA, Polissar NL, et al. Comparative efficacy and safety of ondansetron, droperidol, and metoclopramide for preventing postoperative nausea and vomiting: a meta-analysis. Anesth Analg 1999; 88: 1370－9.

3）Scuderi PE, James RL, Harris L, et al. Antiemetic prophylaxis does not improve outcomes after outpatient surgery when compared to symptomatic treatment. Anesthesiology 1999 ; 90 : 360－71.

4）Lee A, Done ML. The use of nonpharmacologic techniques to prevent postoperative nausea and vomiting : a meta-analysis. Anesth Analg 1999 ; 88 : 1362－9.

5）Beards SC, Jackson A, Griffiths AG, et al. Magnetic resonance imaging of extradural blood patches : appearances from 30 min to 18h. Br J Anaesth 1993 ; 71 : 182－8.

第3章　術後コンサルテーション

# 3 術後痛

札幌医科大学医学部麻酔科　助教授　**表　圭一**

## はじめに

不適切な術後疼痛管理は，患者の手術後経過の良し悪しに大きな影響を及ぼす。したがって，術後痛を極力抑える必要があることは明白である。acute pain serviceを行い，すべての術後患者を随時フォローし，適正な疼痛管理を行うことが理想であるが，現実的にはマンパワー不足の面から鎮痛薬を持続注入器につないで帰室させることのみになっていたり，手術担当科に任せきりになったりして，その後の患者の疼痛状態を正確に把握して対応している施設は少ない。したがって，術後痛を訴える患者に対しては，手術科担当科の医師が自らの判断にてあらかじめ定型的に約束処方された鎮痛薬の追加を機械的に行っているのが現状と思われる。しかし，できる限り術後疼痛管理は疼痛管理に長けた麻酔科医が積極的に参加すべきである。したがって，手術担当科からの術後鎮痛に関して随時相談を受け入れる体制，すぐに適切な対応のとれる体制を作っておくことが必要である。

術後痛に対して手術担当科からコンサルテーションされるには，**表1**に示すような場合がある。

## I. 不十分な術後鎮痛

術後鎮痛が不十分な場合，鎮痛方法を変更する必要がある。それには，①鎮痛薬の投与量，投与速度を変更する，②鎮痛薬の種類を変更する，あるいは③鎮痛薬投与経路・投与方法を変更する，などの方法が挙げられる。

### 1 開腹手術

上腹部開腹術後の疼痛は，術後痛のなかでも強いものの一つである。開腹術の術後痛が続くと，深呼吸ができず呼吸不全の原因となり，また，交感神経緊張が続くことによる血圧上昇や心臓への負担増加を招くことになる。したがって，開腹術後は，安静時のみなら

表1　術後痛に関してコンサルテーションされる場合

| |
|---|
| 1. 術後鎮痛が不十分である |
| 2. 術後鎮痛法による副作用が問題である |
| 3. 施行中の術後鎮痛法の継続が何らかのトラブルにて不可能となる |

ず深呼吸時や体動時の痛みを最小限に抑制することが重要である。開腹手術後鎮痛として硬膜外鎮痛法が用いられることが多い。従来からあるディスポーザブルのバルーン式持続注入器は2mL/hrの速度設定のものが多く，それを硬膜外持続鎮痛法に使用すると，硬膜外への薬液注入量が不十分であることが多い。最近，ディスポーザブルの持続注入器のものでも6～10mL/hr程度の注入可能なものもあり，また，精密機器の自動注入器であれば，速度決定は自由に行えるので，2mL/hrの注入速度にこだわる必要はない。患者の手術部位，年齢，栄養状態などを考慮して硬膜外注入速度を決定すべきである。

### 2 脊椎手術

鎮痛薬投与経路として硬膜外鎮痛法が使用できない場合，鎮痛薬の全身投与を行うことになる。投与経路としては，静脈内投与，筋肉内投与，皮下投与，直腸内投与，経口投与などが挙げられる。脊椎手術症例の場合，疼痛は2～3日間継続することが予想されるため，筋肉内注射の頻回投与は不適であり，また，比較的大手術後直後からの経口投与も勧められない。持続静脈内投与や持続皮下投与が適していると考えられる。しかし，静脈内への持続投与を病棟にて行うには，医療スタッフが抵抗を示す施設も多いと思われる。その点，持続皮下投与法は，手間もかからず，急激な薬物の血中濃度上昇がないことから一般病棟にても受け入れられやすい方法である。薬物としては，モルヒネ，フェンタニル，ブプレノルフィン，ブトルファノールなどが挙げられる。われわれの施設では，硬膜外鎮痛法が行えない患者に対し，持続皮下投与はブプレノルフィン（0.6mg/day）と少量のドロペリドール（1.25mg/day）を1mL/hrの速度にて持続的に投与して術後痛管理を行って良好な結果を得ている。

## II. 術後鎮痛法による副作用

鎮痛薬による副作用が生ずることがある。それらの代表的なものを表2に示す。

### 1 低血圧

硬膜外腔への局所麻酔薬の投与により，交感神経遮断効果が出現し，末梢血管は拡張され血圧低下を招くことが予測される。その低下度は，患者の年齢，循環血液量などにより影響される。術後血圧低下が認められたならば，適正な循環血液量の補正，昇圧薬の使用，局所麻酔薬注入速度の変更，麻薬のみによる硬膜外鎮痛法への切り替えなど考慮する。

### 2 掻痒感，悪心・嘔吐

麻薬による掻痒感，悪心・嘔吐，尿閉，呼吸抑制などの副作用が生じることがある。掻痒感に対してジフェンヒドラミンは無効であることが多い。ドロペリドール少量の静脈内または硬膜外注入，プロポフォール少量投与，それでも無効なときはナロキソン（鎮痛も拮抗されてしまう）の投与を考慮する。

表2 術後鎮痛法施行による代表的な副作用

| |
|---|
| 1. 硬膜外鎮痛法による血圧低下 |
| 2. 麻薬使用による悪心・嘔吐，掻痒感，尿閉，呼吸抑制 |
| 3. 腎機能障害や消化管潰瘍を有する患者に対するNSAIDsの使用による症状悪化 |

## III. 術後鎮痛法の継続不良

術後に硬膜外鎮痛法を施行している最中に，カテーテルのトラブルや自動注入器のトラブル発生に対してや，持続注入用精密機器使用の際にアラームがなった場合に，その対処のためにコンサルテーションを受けることはたびたびあることである。

カテーテルの折れ，抜去による漏れ，刺入部痛（カテーテルによる刺激や感染徴候）などが発生しうる。硬膜外鎮痛法の有効性が認められない場合，まず，硬膜外カテーテルのチェックを行うことが重要である。手術室から病室への搬送時，ベッド変換の際に患者の体動によるカテーテルのキンク，抜去が起こりうる。また，カテーテル自体の刺激による挿入部痛が強い場合，カテーテルを少し引き抜き気味にしたり，それでも解除されない場合は，抜去する必要がある。

## 症例呈示

■症　例1

52歳，男性。胃癌に対して胃全摘出術を施行した。手術は上位胸部硬膜外麻酔併用全身麻酔で行った。手術中の硬膜外麻酔には，0.5％ブピバカインの間欠投与を行い，全身麻酔は亜酸化窒素，セボフルラン（0.8～1.0％）およびフェンタニル投与により行った。手術終了直前より，ディスポーザブル自動注入器により，0.25％ブピバカイン42mLとフェンタニル300μg（6mL）の混合液を2mL/hrの速度で硬膜外持続投与を開始した。帰室後徐々に腹部の疼痛が増強し，外科医の判断にてペンタゾシン35mgを筋肉内投与したが効果は少なく，疼痛の増強も認められたため，麻酔科へのコンサルテーションを行った。

■対　応

訪問した麻酔科医は，まず，術後の硬膜外鎮痛法そのものの有効性を確認するために，1％リドカイン6mLをボーラス投与した。10分ほどたつと，除痛が得られた。そこでブピバカインの持続注入の速度不足であると判断し，持続注入速度を2mL/hrから5mL/hrへと増加した。その後は他の鎮痛薬を必要としない程度の鎮痛が得られた。

■症　例2

24歳，女性。脊柱側弯症に対して脊柱後方固定術を施行した。術後は担当整形外科医が，NSAIDs直腸内投与やペンタゾシン筋肉内投与で術後痛に対応した。しかし，鎮痛が不十分で痛みのため患者の気も動転してきたため，麻酔科へコンサルトされた。

■対　応

訪問した麻酔科医は，静脈内へブプレノルフィン0.2mgを投与した。まもなく痛みはかなり改善されたため，ブプレノルフィン1.2mgとドロペリドール2.5mgを生理食塩液44mLに混合し，1mL/hrの注入速度にて皮下持続投与を開始した。その後，3日間わずかな痛みを経験するだけで経過した。

■症　例3

72歳，女性。結腸癌に対して結腸切除術を施行した。下位胸部硬膜外カテーテル挿入後，全身麻酔と硬膜外麻酔併用下で手術を施行した。手術中は，循環動態は安定しており，手術終了直前より硬膜外腔へ0.25％ブピバカイン46mLとフェンタニル100μg（2mL）の混合液を6mL/hrの速度にて持続投与開始した。帰室後，疼痛はまったく訴えなかったが，血圧は低下傾向を示した（収縮期血圧88/40 mmHg）。外科医より麻酔科へ血圧低下に対してコンサルトされた。

■対　応

訪問した麻酔科医は，エフェドリン5mg静脈内投与して血圧が回復（124/76 mmHg）したのを確認した後，硬膜外注入薬物を0.25％ブピバカイン44mLとフェンタニル200μg（4mL）の混合液を4mL/hrの速度による硬膜外持続投与に変更した。その後，十分な鎮痛が得られながらも血圧の低下は認められなかった。

■症　例4

42歳，女性。子宮筋腫に対して子宮全摘出術を施行した。麻酔は腰部硬膜外麻酔併用全身麻酔で行った。手術開始まもなく硬膜外へモルヒネ2mgを注入し，以降局所麻酔薬で硬膜外麻酔を維持した。手術終了直前より硬膜外へ0.25％ブピバカイン96mLとモルヒネ5mg（0.5mL）を4mL/hrの注入速度で投与開始した。術後疼痛は抑えられており，追加鎮痛薬を必要としなかった。術後6時間後より体幹部の掻痒感が出現した。掻痒感は徐々に増強し，婦人科医の判断にて抗ヒスタミン薬を静脈内投与したが，軽減せず麻酔科へコンサルトされた。

■対　応

訪問した麻酔科医は，少量のプロポフォール（10mg）を静脈内投与し，掻痒感が軽減するのを確かめた。その後，硬膜外持続注入器へドロペリドール2.5mgを追加した。その後，掻痒感は出現しなかった。

■症　例5

65歳，男性。腎悪性腫瘍に対し腎摘出術を施行した。麻酔は，胸部硬膜外麻酔併用全身麻酔で行った。手術終了直前より硬膜外へ0.25％ブピバカイン90mLとフェンタニル300μg（6mL）混合薬物を4mL/hrの注入速度にて投与開始した。帰室2時間後より痛みが増強してきた。手術担当医の判断にてペンタゾシン35mgを筋肉内投与したが，その効果は2時間程度にて再び痛みが出現・増強したため，麻酔科へコンサルトされた。

■対　応

訪問した麻酔科医は，硬膜外持続注入器の薬物がまったく減少していないことに気づいた。硬膜外カテーテルより局所麻酔薬をボーラス投与しようと試みたが抵抗感が強くまったく注入されなかった。カテーテルの確認を行ったところ，カテーテル挿入部の皮膚から3cm出たところでカテーテルが屈曲していることが確認された。カテーテルの屈曲を解除するとともに消毒を行い0.25％ブピバカイン4mLボーラス投与を行ってから再び持続注入を開始した。

■症　例6

30歳，女性。先天性股関節脱臼に対し，人工股関節置換術を施行した。麻酔は，腰部硬膜外麻酔併用全身麻酔で行った。手術終了直前より硬膜外へ0.25％ブピバカイン120mLとモルヒネ5mgを4mL/hrの注入速度にて持続注入し鎮痛を図った。帰室2時間後より痛みが出現，徐々に増強し，整形外科医の判断にてペンタゾシン35mg筋肉内投与にて対処した。整形外科医が術後回診時，患者の腰背部が濡れていることに気づき，硬膜外カテーテル挿入部から薬液が漏れていることが判明し，麻酔科へコンサルトした。

**■対　応**

訪問した麻酔科医は，生理食塩液で硬膜外カテーテルからボーラス注入したところカテーテル挿入部から液漏れが確認されたため，カテーテルの硬膜外腔からの自然抜去と判断し，カテーテルを抜去した。硬膜外鎮痛法を中止し，モルヒネの静脈内への患者管理無痛法（patient controlled analgesia：PCA）へと変更した。

第3章　術後コンサルテーション

# 4 角膜・結膜炎，歯牙損傷

札幌医科大学医学部麻酔科　講師　川真田樹人

## はじめに

角膜・結膜炎や歯牙損傷は，通常，重篤な合併症にはならないものの，全身麻酔後，患者の訴える合併症の中で頻度の高いものである。術前訪問時の説明不足などにより，患者の医療不信を招き，訴訟へと発展する場合もある。そこでこれらの合併症の原因や発生頻度を知り，術前より発生を予防するように努めることが重要である。術後，不幸にしてこれらの合併症が発生したら，適切に対処するとともに，患者に説明し，理解を得るように心掛けることが必要である。

本項ではこれらの合併症の原因や対処方法を概説し，われわれが経験した症例を呈示したい。

## I. 角膜・結膜炎

### 1 発生頻度と原因

麻酔に関連する眼障害は，眼科手術以外では全体の0.056％に発生し[1]，最も重篤な眼合併症は失明であり，原因は眼球に対する強い圧迫や血圧低下に伴う循環障害である。通常は，角膜剥離がもっとも頻度の多い合併症として知られている[1) 2)]。その原因としては，全身麻酔による涙の産生低下，眼球に対する機械的圧迫，眼球への異物の接触[3]などが挙げられる。リスク因子としては長時間手術，高齢者，腹臥位や側臥位といった体位，頭・頸部手術などが指摘されている[1) 2)]。

### 2 角膜・結膜障害の診断と対処

角膜・結膜障害の症状は，疼痛，流涙，縮瞳，羞明，眼内異物感などである。角膜剥離はフルオレセインを点眼し，コバルト光下で剥離部が黄色に染色されることで確定診断される。予防策として眼テープや眼軟膏の使用が有効とされるが，これらの使用によっても発生を完全には予防できない[4]。また眼軟膏自体により結膜炎を生じる場合もあり注意が必要である[1]。

多くの角膜・結膜障害は一時的なものであるが，永久的な角膜剥離に至る場合が全体の16％あり[2]，場合によっては視力消失に至る例もあることを念頭に置くことが重要である。長時間手術や腹・側臥位手術では，手術終了時に眼球を観察し，さらに術後訪問時にも早期発見に努め，障害が診断された場合，術後早期からの治療が予後を決定する[1]。

### 3 その他の注意点

麻酔に関連する角膜・結膜障害は比較的まれな合併症と考えられている。しかし術後患者を詳細に検討すると，全身麻酔を受けた患者の44％に何らかの角膜剥離が存在し，3％に症状を伴うとの報告もある[5]。眼テープや眼軟膏は予防に有効と思われるものの，これらの使用は万全ではなく，麻酔導入中を含め，麻酔中の眼球は常に機械圧迫，乾燥，循環障害などに曝されていることを理解していなければならない。

## II. 歯牙損傷

### 1 歯牙損傷の発生頻度と原因

歯牙損傷は全身麻酔に伴う気管挿管時に起こりえる合併症で，既存の歯カリエスや歯周囲疾患を有する患者での発生率が高く，気管挿管難度，あるいは頭蓋顔面異常や頸部運動が制限されている場合に発生率が増加することが知られている[6]。自歯の損傷のみならず，治療歯（ブリッジ，インプラント，差し歯など）の損傷を含み，男女間には差がなく，中高年に集中して生じる。発生率は1/8～1/1,900と報告間で大きな差があるが[7) 8]，最近アメリカで行われた対象人数の多い前向き研究では，1/4,500と危険率の比較的低い結果が報告された[1]。しかし，歯カリエスや歯周囲疾患の罹患率は各国の歯科診療の状況によって異なり，先進諸国間でも大きな差があるとされる[9]。

札幌医科大学医学部附属病院での歯牙損傷の発生率を調べたところ，気管挿管下の全身麻酔症例では1/824の発生率であった（1996年～2000年）。アジア人は歯カリエスや歯周囲疾患の罹患率が欧米に比べ高く，術前の歯牙の状態が悪い患者が多いと推察され，本邦においても，気管挿管に伴う発生率は欧米より高い可能性がある。

損傷されやすいのは成人では左上前歯（1番）とされているが[10]，われわれの検討では右上1～4番が損傷されやすいとの結果が得られた。各国における歯牙疾患の罹患や治療状況に加え，施設間での気管挿管操作の方法などの微妙な違いが，損傷する歯の部位や発生率に影響している可能性がある。小児における研究はほとんどないが，われわれの検討では，乳歯から永久歯への生え変わりの時期の患者で，下前歯（1～3番）の乳歯の損傷がほとんどであった。

### 2 歯牙損傷の診断と対処

麻酔に伴う歯牙損傷は重篤な合併症ではないものの，患者側からは医療側に対する不信・不満の大きな原因の一つで，訴訟に進展することも少なくない。そこで歯牙損傷が麻酔操作に起因するかどうか，そして麻酔が原因と思われたときは速やかな対処が必要である。歯牙損傷を正しく診断するためには，術前訪問時に歯カリエス，歯周囲疾患の状態や治療状況，人工歯の種類と可動性を把握しておくことが何よりも重要である。未治療の歯や麻酔科医が判断に迷う際は，あらかじめ歯科受診させることも必要である。歯の状態が術前より悪く，歯牙損傷が予想される場合，患者にその旨を説明し，理解を得る。そして義歯作製用のmodelingや改良型のマッキントッシュブレード，あるいはEndoragard®などを使用し歯牙損傷の予防に努める。

気管挿管操作の後には，患者の歯の状態をチェックし，自歯や治療歯の脱落や破損などの損傷の有無を術前と比較して確認することで，明らかな歯牙損傷の診断は容易である。術中に明らかな歯牙損傷が発生した場合，術後ただちに患者に説明し，歯科受診させ損傷の程度や治療方法を決定する。しかし，他覚的には確認できないエナメル質表面の軽度剥離や歯の可動域の増加，あるいは「歯が浮く，うずく」といった訴えは，術後しばしば聞かれ，麻酔に伴う歯牙損傷に含めない場合も少なくない。こうした場合でも，患者が希望すれば歯科受診させ，損傷の有無を診断してもらい，患者の理解を得る。経過観察のみで症状が軽減する場合が多い。

### 3 その他の注意点

歯牙損傷の多くは気管挿管操作に起因する。しかし術前より著しい可動性を有している歯の場合，マスク換気時の圧迫のみで脱落することがあるので注意が必要である。また気管挿管時には歯牙損傷を防げても，抜管時の咬合（とくにバイトブロック）により歯牙損傷が生じることがある。われわれの施設での検討によると，全歯牙損傷のうち，気管挿管時には80％，抜管時にも20％が発生していた。したがって抜管時には，歯牙損傷は損傷が予想される歯を避けてバイトブロックを挿入し，十分な覚醒を待って帰室させることが重要である。また気管挿管時だけでなく，抜管時や帰室後にも起こりうることを念頭におくことが必要である。

## 症例呈示

■症　例1

42歳，女性。製麺機に右前腕を巻き込まれ，損傷筋のデブリドマン，神経，血管吻合術を行った。頸部硬膜外麻酔とプロポフォール・亜酸化窒素・セボフルラン麻酔が施行され，手術時間は14時間であった。麻酔からの覚醒は速やかであったが，帰室後より眼痛を訴え，眼科にて角膜剥離と診断された。

■症　例2

62歳，男性。腰部脊椎狭窄症に対し，L3～5の椎弓切除，後方固定術を行った。プロポフォールとベクロニウムで麻酔導入，気管挿管し，亜酸化窒素・セボフルランで麻酔維持し，眼テープを両眼に貼付した後，眼部を空洞としたスポンジ製の頭部固定装置を用いて，腹臥位とした。皮膚切開直前にバッキングし，ベクロニウムの追加投与を行った。手術時間は4時間で無事終了した。仰臥位に戻す際に，頭部固定装置がずれており右眼部が軽度圧迫されていることに気づいた。覚醒後，両眼を診察したところ，右結膜に充血が確認された。帰室後，右眼部の軽度疼痛を伴う違和感と視力低下を訴えた。眼科にて結膜炎と診断された。

■症　例3

76歳，女性。左乳腺腫瘍に対し，腫瘍切除術を行った。プロポフォールで麻酔導入後，マスク保持が困難なため，ベクロニウムの投与を躊躇し，亜酸化窒素・セボフルラン下に15分のマスク換気を行い，その後ベクロニウムの投与下に気管挿管した。手術は3時間で無事終了し，麻酔からの覚醒も良好であった。帰室後，眼痛を訴え，眼科にて角膜炎と診断された。

■ポイント

症例1では長時間手術に伴う涙産生の低下と眼球の乾燥がその原因として指摘され，症例2では，バッキング時にスポンジがずれることで眼球を機械的に障害した可能性が挙げられた。また症例3では，マスク換気時にマスク自体による眼球の直接圧迫が原因として考えられた。しかし，明らかな単一原因を同定できる場合の方が少なく，多因子により角膜・結膜障害が生じることの方が多い[1)]。

■症　例4

4歳，男児。内斜視に対し，全身麻酔下での外直筋後転術を予定した。術前診察で右下1番の乳歯が大きく可動していたため，喉頭展開時に損傷する可能性を指摘し，両親の了解を得た。亜酸化窒素・セボフルランによる麻酔導入を行い，ベクロニウムにより筋弛緩を得て，歯牙損傷に注意して喉頭展開を行い，スムーズな気管挿管が行え，手術は無事終了した。気管チューブの抜管後，明らかな歯牙損傷がないことを確認後，帰室とした。帰室30分後，母親が右下1番の乳歯が脱落しているのに気付き，眼科主治医を通じて麻酔科に連絡があった。

■対　応

ただちに胸・腹部X線写真を撮影したところ，胃内に乳歯の存在が確認された。経過観察として，術後2日目の排便時に脱落した乳歯を確認した。

■症　例5

42歳，男性。耳下腺腫瘍に対する切除術を予定した。術前訪問時に上右左1～3番にブリッジによる人工歯があり，可動性はないものの歯科治療に高額を要したとのことで，歯牙損傷を回避して欲しいと希望された。プロポフォールにより麻酔導入し，ベクロニウムにより筋弛緩を得て，上前歯のブリッジに喉頭鏡が接触しないように注意し，気管挿管を行った。手術は無事終了し，バイトブロックを挿入して気管チューブを抜管し，帰室した。病棟で十分に覚醒した際，ブリッジの脱落，および脱落したブリッジが枕元にあることに本人が気づき，麻酔科に対し脱落の経緯と謝罪が求められ，ブリッジ脱落部のインプラント治療と治療費用の全額負担を要求し，叶えられない場合は訴訟も辞さないとのことであった。

■対　応

その後の何度かの話し合いで，気管挿管時には損傷がなかったこと，帰室前にはブリッジの脱落がなかったことから，気管挿管時の障害ではなく，抜管時のバイトブロックの咬合を含めた麻酔覚醒時の本人による強い咬合が主因で，ブリッジ歯根部が障害され，帰室後，ブリッジが脱落したと考えれられる点では一致した。しかし術前の説明では，気管挿管時の損傷の可能性は指摘されていたが，抜管時や麻酔覚醒時の損傷については説明を受けていない，と合併症の説明義務を怠ったと主張された。しかし当該ブリッジは術前より豆腐程度の堅さのものを噛むのには用いていたが，リンゴより堅いものを噛むと土台が可動するので用いていなかったことが判明した。最終的には，部分入れ歯の治療費負担を行うことで，本人は納得された。

■症　例6

82歳，女性。胆石症に対し，腹腔鏡下胆嚢摘出術を予定した。術前診察時に，右上3番以外はすべて入れ歯であった。残存した右上3番も歯根部よりぐらついており，軽い圧迫のみで脱落する懸念があったため，気管挿管時に脱落する可能性が高いことを説明し，了解を得た。プロポフォールにより麻酔導入し，ベクロニウムにより筋弛緩を得て，マスク換気を行い，喉頭展開のために開口したところ，右上3番がすでに脱落していることに気づいた。幸い，気管への迷入はなく，脱落歯を舌根部で発見し，摘出した。手術は無事終了し，術後，残存歯の脱落について説明し，了解を得た。

■ポイント

マスク換気時の機械的圧迫による歯牙損傷である。こうした術前からの大きな可動性を有する歯の場合，いわば不可抗力であり，歯牙損傷あるいは抜歯が起こりえることを術前訪問時に説明し，理解を得ることが肝要である。

参考文献


1） Roth S, Thisted RA, Erickson JP, et al. Eye injuries after noncular surgery : A study of 60, 965 anesthetics from 1988 to 1992. Anesthesiology 1996 ; 85 : 1020－7.

2） Gild WM, Posner KL, Caplan RA, et al. Eye injuries associated with anesthesia : A closed claims analysis. Anesthesiology 1992 ; 76 : 204－8.

3） Snow JC, Kripke BJ, Norton ML, et al. Corneal injuries during general anesthesia. Anesth Analg 1975 ; 54 : 465－7.

4） Siffring PA, Poulton TJ. Prevention of ophthalmic complications during general anesthesia. Anesthesiology 1987 ; 66 : 569－70.

5） Batra YK, Bali IM. Corneal abrasions during general anesthesia. Anesth Analg 1977 ; 56 : 363－5.

6） Warner ME, Benenfeld SM, Warner MA, et al. Perianesthetic dental injuries : frequency, outcome and risk factors. Anesthesiology 1999 ; 90 : 1302－5.

7） 兵頭正義, 正木清忠, 近藤利之, ほか. 気管内挿管時の歯牙損傷について. 麻酔 1971 ; 20 : 1064－7.

8） Chen J-J, Luciana S, Chao C-C. Oral complications associated with endotracheal general anesthesia. Anaesth Sinica 1990 ; 28 : 163－9.

9） Owen H, Waddell-Smith I. Dental trauma associated with anaesthesia. Anaesth Intensive Care 2000 ; 28 : 133－45.

10） Lockhart PB, Fedlbau EV, Gabel RA, et al. Dental complications during and after tracheal intubation. JAMA 1986 ; 112 : 480－3.

第3章　術後コンサルテーション

# 5 末梢神経障害

札幌医科大学医学部麻酔科　助教授　**渡辺廣昭**

## I. 末梢神経障害の定義

脳脊髄以下の末梢神経の障害で，麻酔および手術の手技，術中・術後の体位などに起因するものとする。

## II. 末梢神経障害の頻度

American Society of Anesthesiologists（ASA）のclosed claims studyの結果[1]によると，訴えられた1,542例中227例（15％）が麻酔に関連した末梢神経障害の症例である。尺骨神経（33％），腕神経叢（23％），腰仙神経根（16％）が他の神経損傷に比べ目立って多い。男性は女性の3倍の頻度で尺骨神経損傷が見られ，多くは全身麻酔症例である。一方，腕神経叢と腰仙神経は女性に多く，前者は肩当てや腕吊り，伏臥位に多く，後者はブロック時の刺入部痛や放散痛のあった症例に多い。

## III. 末梢神経障害の成因

成因については，単純な圧迫のみでは説明できない症例も多く，患者の全身状態などの背景因子も複雑に絡んでいる。そのため，患者への説明は安易に行うべきではなく，慎重な対応が必要となる。

## IV. 末梢神経障害の評価方法

障害の程度を知るには多くの場合，神経伝導検査が用いられる。神経伝導速度や潜時，振幅波形などをもとに評価するが，とくにM波の振幅と筋力，感覚神経活動電位（sensory nerve action potential：SNAP）と感覚低下の対応を見ることが大切である。その他の神経筋疾患との鑑別には筋電図検査も行われる。

# V. 術後に見られる主な末梢神経障害

## 1 尺骨神経障害

末梢神経障害の中では最も頻度が高く，胸骨の開創鈎を使用する心臓手術で特に多いとされているが，その機序については術中低血圧，血圧マンシェットの加圧などの影響も指摘されており単純ではない。しかし仰臥位の場合，尺骨神経はどの体位をとっていても常に下に位置し，体圧による圧迫を受けやすいため，開心術に限らず術中の腕の固定には配慮が必要である。

開心術では末梢循環障害が発症しやすく，尺骨神経に限らず末梢神経障害のリスクは高い。適度のクッションと愛護的な四肢の固定，さらには外科医による圧迫を避けるためのアームガードを使用する。血圧マンシェットによる可能性もあり，不必要な頻回血圧測定は避けるべきである。一般に体位によると思われる末梢神経障害の場合は手術部看護婦へ連絡され，麻酔科医へのコンサルテーションは少ないが，麻酔科医は体位固定も含めた患者の全身管理に責任があることを忘れてはいけない。

## 2 腕神経叢障害

腕神経叢は上肢の外転，外旋，後方への伸展，側臥位での上肢吊り下げ時に伸展されやすく，特に外転時は上腕骨骨頭による圧迫も加わり障害を受けやすい。両側に比べ片側の外転では圧迫を軽減できるので，できるだけ片側の外転にとどめるべきである。また頭部低位のトレンデレンブルグ体位では肩あての位置が内側では直接圧迫することになり，上肢を外転しているときは肩あてが外側にあっても上腕骨骨頭による腕神経障害を起こすので，慎重に位置を決めなければならない。

## 3 橈骨神経障害

スクリーンの支柱などによる上腕部の圧迫で障害されやすい。また上腕部への筋肉注射の部位が末梢側になった場合にも生じる。

## 4 正中神経障害

肘部での静脈注射時に正中神経を誤穿刺したことによるものが多い。末梢神経障害の予後の改善には早期の交感神経ブロックを含めた治療が必要とされている。麻酔科医にとっては常識でも，他科の医師にとっては認識度が低いため，機会あるごとに，早期のペインクリニック外来受診を勧める必要がある。

## 5 腓骨神経障害

腓骨神経は下肢の中では最も障害を受けやすく，切石位の際に腓骨骨頭部と膝や下腿を載せる足台とでの圧迫や，術後の枕やベッドの柵などによる圧迫が原因となることが多い。知覚低下と足関節や趾の背屈障害がみられる。切石位における腓骨神経障害は良く知られており，術中の体位による障害を経験することは少ないが，手術室を出てからが要注意である。特に長時間作用薬を用いた脊椎麻酔の術後は，枕やベッドの柵により神経障害を起こすことが多い。下肢の運動が早期に可能になるよう短時間作用薬による脊椎麻酔や硬膜外麻酔は，深部静脈血栓の予防の面からみても有利である。

一般に末梢神経障害の程度が軽い場合，積極的な治療よりも経過観察とされることが多い。しかし症状が軽くても早期の理学療法により患者の苦痛は改善することが多いため，積極的にコンサルテーションし，治療を行うべきである。

### 6 坐骨神経障害

坐骨神経障害は臀部の筋注時に見られるが，硬い手術台で一側臀部に枕を入れることで，反対側の臀部に荷重がかかる体位のときにも見られる。知覚低下と下肢筋力低下が見られる。特に，やせた患者の場合十分なクッションを使用するなど手術体位に配慮が必要である。

### 7 陰部神経障害

陰部神経障害は下肢を牽引しながら手術する際，股間の支柱が硬かったりする場合に見られ，会陰部の知覚低下と便失禁をきたすことがある。

坐骨神経障害と陰部神経障害は対象となる術式が大腿骨頸部骨折などの老人の整形外科手術であるため，術後は運動が制限され寝たきりになることも多く，筋力低下や失禁などは見逃されやすい。麻酔科医にコンサルテーションされることは少ないが，低周波通電療法や痛みに対する神経ブロックなどは早期に行うほど効果があるとされているので，外科医に対する啓蒙も必要である。

### 8 大腿神経障害

大腿神経障害は下腹部手術中の筋鈎による圧迫や腹腔鏡手術で生じることが多い。また肥満者では切石位の場合に屈曲による圧迫で大腿神経障害を起こすこともある。症状としては股関節の屈曲，膝の伸展が障害され，大腿前面と下腿内側の知覚低下が見られる。

### 9 眼窩上神経障害

気管チューブのコネクタや回路が眼窩上部で眼窩上神経を圧迫することで生じる。羞明，眼痛，前額部の知覚低下が見られる。顔の近くで手術操作が長時間行われる場合は注意が必要である。

### 10 顔面神経障害

マスク換気時に下顎保持している指やヘッドストラップにより下顎を上向する顔面神経の枝を圧迫することで生じる。

### 11 反回神経損傷

反回神経損傷による声帯麻痺は手術による反回神経の直接損傷と気管チューブのカフが浅い位置にある場合に喉頭に入ってきた反回神経を圧迫するために発生する。気管チューブは適正な位置にしっかり固定し抜けないよう注意する必要がある。嗄声が見られた場合は速やかに耳鼻科医の診察を受けることが大切である。

## 症例呈示

■症　例1

46歳，女性。開心術3日後に右尺骨神経領域のしびれを訴えた（右尺骨神経麻痺）。外科医は手術体位に問題がなかったと考え，手術部婦長に問い合わせた。麻酔科へは手術部婦長を介して間接的にその事実が伝えられた。

■対　応

術中の体位は両腕をムートンと覆布でくるみ体側に付け，さらに抑制帯で固定していたが，他の開心術症例と比較しても決して強い圧迫があったとは考えられず，血圧マンシェットは右腕に巻いていた。検討の結果，手術台を術中左に傾けていたこと，術者による上肢への圧迫，人工心肺中の低灌流が原因として考えられるとして，患者へ説明し了解を得た。1週間後症状の改善が見られ，1月後には日常生活に問題ない程度に回復し退院した。

■症　例2

26歳，女性。静脈注射時に左肘部で正中神経を穿刺し，消炎鎮痛薬による治療を受けていたが改善せず，発症から3カ月後，麻酔科ペインクリニックに紹介された。

■対　応

左前腕は蒼白で冷感が強く，灼熱痛，アロディニアを認めCRPS type 1（reflex sympathetic dystrophy：RSD）と診断した。星状神経節ブロックおよび胸腔鏡下の胸部交感神経切除術を行い社会復帰が可能となったが，5年後の現在も外来治療を必要としている状態である。

■症　例3

31歳，女性。テトラカインによる脊椎麻酔と硬膜外麻酔により帝王切開術を施行した。針刺入時の放散痛やしびれなどはなく手術も問題なく終了した。術後，血圧が低かったので布団（羽毛）と枕（そば殻）による下肢挙上を4～5時間行った。手術2日後，歩行時に右足背屈時に力が入らず（腓骨神経障害），下腿外側の知覚低下に気づいたため，麻酔科にコンサルテーションがあった。

■対　応

患者は症状が改善するものであるか否かに最も不安を感じていたが，この時点では一般的に症状は徐々に改善し3カ月程度で自覚しなくなると説明し，患者も了承した。日常生活に問題のある程度ではなかったので，児に母乳を与えていたため消炎鎮痛薬の投与は見合わせ1カ月間ビタミン剤の投与を行い経過観察した。しかし，1カ月後でも症状の改善が予想より低く，神経学的検査目的に神経内科へ紹介した。神経伝導速度や筋電図検査の結果，腓骨骨頭部分での枕による圧迫が原因と思われる末梢性の腓骨神経障害と診断され，理学療法も併用することになり，3カ月後には知覚および筋力も回復した。

■症　例4

43歳，女性。脊椎麻酔下で膣式子宮全摘術を施行した。手術時の体位は，支柱にベルトで足をかける切石位とした。2日後に右大腿前面の知覚低下とアロディニアを訴え，麻酔科外来受診となった。

■対　応

脊椎麻酔施工時は穿刺針などによる放散痛などはなかった。原因として，高度肥満のため臀部を突きだす体位がとりにくく，股関節を強く屈曲したため，鼠径部で大腿神経を圧迫したものと考えた。腰部硬膜外ブロックと内服薬での治療を1カ月続け，日常生活に支障のない程度に回復したため内服薬のみの治療とし，3カ月後には軽度知覚低下を狭い範囲に認めるだけとなり治療を終えた。

## 参考文献

1) Kroll DA, Caplan RA, Posner K, et al. Nerve injury associated with anesthesia. Anesthesiology 1990 ; 73 : 202-7.

第3章　術後コンサルテーション

# 6　呼吸・循環不全（肺梗塞を含む）

札幌医科大学医学部麻酔科　助手　**中山雅康**

## はじめに

最近の周術期管理の進歩により，高齢者，呼吸・循環器系疾患合併などのハイリスク患者に対する手術適応が拡大し，術後合併症に対する適切な処置の必要性が増している。特に呼吸・循環不全は罹患率，死亡率が高く，術後の予後を左右する重要な因子である。ここでは，術後の呼吸・循環不全および近年増加傾向にある肺塞栓症の病態，検査，対処法について概説する。

## I. 呼吸不全

### 1 病態

呼吸不全とは，肺胞での換気または血液と肺の間でのガス交換が障害された状態である。厚生省特定疾患呼吸不全調査研究班によれば「室内空気吸入時の$Pa_{O_2}$が60mmHg以下となる呼吸器系障害，またはそれに相当する異常状態」と定義され，$Pa_{CO_2}$が45mmHg以下のものをI型，超えるものをII型に分類している。呼吸不全の病態と原因疾患を**表1**[1]に示した。術後は，気道分泌物の排出障害と機能的残気量低下のため，容易に無気肺を発生

表1　呼吸不全の病態と原因疾患

| 病態 | | | 原因疾患 |
|---|---|---|---|
| 肺胞低換気 | 中枢性 | | 麻酔薬，麻薬，脳幹障害 |
| | 末梢性 | 呼吸筋障害 | 筋弛緩薬，筋ジストロフィー，重症筋無力症，横隔神経麻痺 |
| | | 閉塞性換気障害 | 舌根沈下，喉頭浮腫，異物，喉頭蓋炎，喘息，睡眠時無呼吸 |
| | | 拘束性換気障害 | 気胸，胸水，熱傷，肥満，多発肋骨骨折 |
| 拡散障害 | | | 肺水腫，間質性肺炎，肺胞壁肥厚 |
| 換気血流比不均衡 | | | 無気肺，肺気腫，肺塞栓 |
| シャント | | | 無気肺，肺気腫，肺炎 |

（並木昭義，氏家良人編．よくわかる人工呼吸管理テキスト（改訂第2版）．東京：南江堂；2001．より改変引用）

する。また，免疫能低下，経気道的細菌侵入，無気肺部での細菌増殖などが原因で肺感染症も併発しやすい。

1）高炭酸ガス血症

肺胞低換気により$Pa_{CO_2}$が上昇した状態で，中枢性低換気と末梢性低換気に分類される。中枢性低換気は，呼吸中枢に影響を与える薬物や脳幹障害などが原因となる。術直後に発生した場合は，麻酔薬や麻薬の作用遷延を疑う。末梢性低換気は，呼吸筋の機能や運動が薬物や疾患により障害された状態で，術後では，覚醒遅延による舌根沈下，筋弛緩薬の作用遷延，気管挿管による喉頭浮腫，気胸，肺切除術などが原因で発生する。

2）低酸素血症

病態により肺胞低換気，拡散障害，換気血流比不均衡，肺内シャントに分類され，臨床的呼吸不全はこの4つが混在している。術後にみられる原因疾患としては，気道閉塞，低換気，無気肺，気胸，肺水腫，肺炎，誤嚥，肺塞栓症などがある。

## 2 モニタリングと検査

1）モニタリング

呼吸不全では，パルスオキシメータによる経皮的動脈血酸素飽和度（$Sp_{O_2}$）のモニタリングは不可欠である。通常は$Sp_{O_2}$ 90％が$Pa_{O_2}$ 60mmHgに相当し，治療が必要なレベルである。気管挿管中は，呼気終末炭酸ガス分圧を測定することで$Pa_{CO_2}$を推定できる。

2）動脈血ガス分析

症状から呼吸不全が疑われるときは，動脈血ガス分析により呼吸不全の有無と病態を把握する。

3）胸部X線写真

呼吸不全の原因の検索のため，胸部X線写真は必須である。より詳細な情報が必要な場合は胸部CTを撮影する。特に単純写真では発見できない背側肺障害の診断にCTが有用である。

4）気管支ファイバースコープ

無気肺の診断と治療に有用である。

## 3 対処法（図1）

1）麻酔薬の拮抗

麻酔薬の作用が遷延しているときは，ナロキソン（麻薬に対し），ネオスチグミン（筋弛緩薬に対し），フルマゼニル（ベンゾジアゼピン系鎮静薬に対し）を投与する。

2）酸素投与

自発呼吸が十分なときは，$Pa_{O_2}$ 60mmHg以上を目標に酸素投与する。酸素投与法と酸素流量，吸入酸素濃度（$F_{IO_2}$）の関係を**表2**に示したが，患者の吸気量により$F_{IO_2}$が変化するので$Pa_{O_2}$を目安に調節する。慢性閉塞性肺疾患では，呼吸中枢の$CO_2$に対する感受性が低下し，呼吸は低酸素血症の刺激で維持されている（anoxic drive）ので，高濃度酸素投与による$CO_2$ナルコーシスに注意する。

3）気道確保

気道狭窄・閉塞が存在する場合と人工呼吸を行うときは，気道確保が必要となる。短時間の気道確保では下顎挙上など用手的方法かエアウェイを用い，長時間のときは気管挿管か気管切開を行う。経口挿管，経鼻挿管，気管切開のいずれを選択するかは，個々の方法

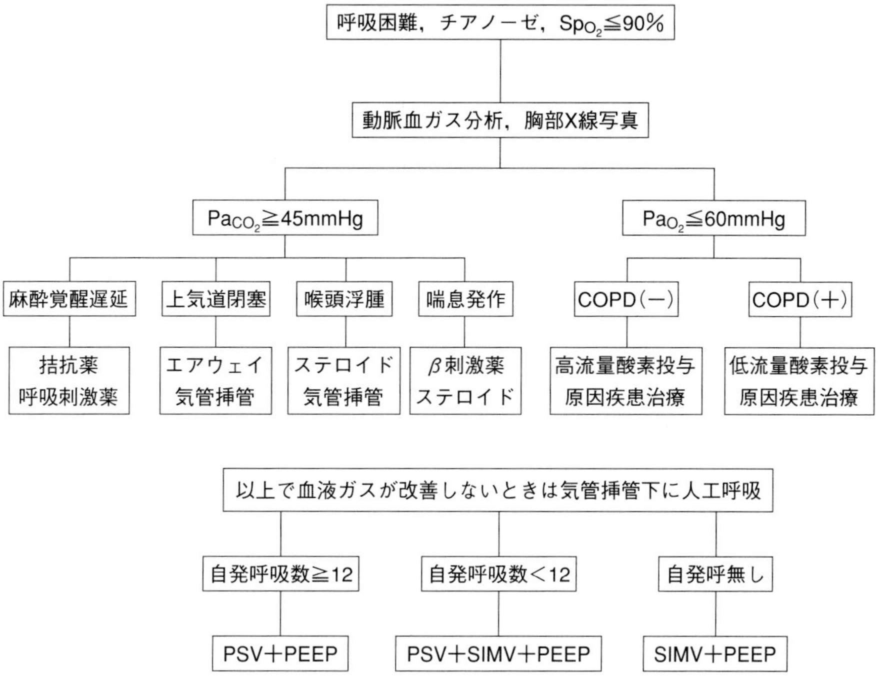


図1 呼吸不全の治療法

表2 吸入酸素濃度の目安

| 酸素投与法 | 酸素流量（L/min） | 吸入酸素濃度（%） |
|---|---|---|
| 鼻カテーテル | 1 | 24 |
| | 2 | 28 |
| | 3 | 32 |
| | 4 | 36 |
| | 5 | 40 |
| 単純マスク | 6～8 | 40～60 |
| リザーバ付きマスク | 6～10 | 60～100 |
| ベンチュリーマスク | 4～12 | 30～50 |

の特徴（表3）に加え，患者の病態や施設の環境を考慮する。著者らの施設では，経口挿管を第一選択として，気道確保が2～3週間以上におよぶ場合は気管切開を考え，気道汚染や副鼻腔炎の危険性がある経鼻挿管を行うことは少ない[2)]。

4）肺理学療法

体位ドレナージ，タッピング，咳嗽誘発などにより気道の浄化を図る。また，呼吸訓練により換気効率を改善すると，術後肺合併症が予防できる。

5）人工呼吸

酸素投与と気道確保のみで動脈血ガス分析値が改善しないときは，人工呼吸が適応となる（表4）。呼吸器の初期設定は，換気モードを同期式間欠的強制換気（synchronized intermittent mandatory ventilation：SIMV）か圧支持換気（pressure support ventilation：PSV）および両者の組み合わせにし，一回換気量を10mL/kg，呼吸回数を成人では12～15回

表3　経口挿管，経鼻挿管，気管切開の特徴

| | 経口挿管 | 経鼻挿管 | 気管切開 |
|---|---|---|---|
| 特徴 | 挿管が迅速<br>太いチューブ<br>チューブの固定が困難<br>気管内吸引が容易<br>口腔内洗浄が困難<br>患者の違和感が強い<br>喉頭損傷の危険性<br>経口摂取が困難<br>噛んで閉塞 | やや時間がかかる<br>細めのチューブ<br>容易<br>やや困難<br>容易<br>やや少ない<br>やや少ない<br>やや困難<br>挿管時の出血・気道汚染<br>副鼻腔炎，中耳炎 | 時間がかかる<br>太い<br>容易<br>容易<br>容易<br>少ない<br>少ない<br>容易<br>創部出血・感染<br>縦隔気腫，気胸<br>気管狭窄チューブ |
| 適応 | 緊急時の気道確保<br>短期間の気道確保 | 開口障害 | 長期人工呼吸<br>挿管困難<br>顔面外傷，声門狭窄 |
| 禁忌 | 開口障害<br>口腔内腫瘍，外傷 | 鼻咽頭の狭窄・閉塞<br>出血傾向<br>副鼻腔炎，中耳炎<br>頭蓋底骨折 | 切開部の炎症・外傷<br>出血傾向 |

（並木昭義, 氏家良人編．よくわかる人工呼吸管理テキスト（改訂第2版）．東京 : 南江堂 ; 2001．より改変引用）

表4　人工呼吸管理の適応基準

| | |
|---|---|
| 換気能の指標 | |
| 呼吸パターン | 努力性呼吸 |
| 呼吸数 | 35回/min以上，6回/min以下 |
| 一回換気量 | 3～4mL/kg以下 |
| 肺活量 | 10～15mL/kg以下 |
| $Pa_{CO_2}$ | 50mmHg以上 |
| 死腔換気率 | 0.6以上 |
| 酸素化能 の指標 | |
| $Pa_{O_2}$（室内空気下） | 50mmHg以下 |
| $Pa_{O_2}$（酸素投与下） | 70mmHg以下 |
| A-$aDo_2$（$F_{IO_2}$＝1.0） | 450mmHg以上 |
| シャント率（$F_{IO_2}$＝1.0） | 15～20％以上 |

（並木昭義, 氏家良人編．よくわかる人工呼吸管理テキスト（改訂第2版）．東京 : 南江堂 ; 2001．より改変引用）

/minとする。$F_{IO_2}$は患者の状態が把握できていない場合は100％とし，動脈血ガス分析により随時調整する。

6）術後疼痛管理

胸腹部術後の疼痛は，呼吸運動，咳嗽反射，体位変換を困難にして無気肺を生じ肺合併症の誘因となる。鎮痛薬の硬膜外腔や静脈内投与への持続投与により鎮痛をはかり，十分な深呼吸と喀痰排出を促し気道を浄化する。

# II. 循環不全

## 1 病態

循環不全は「心血管系の器質的または機能的障害により組織血流量が低下し，臓器障害をもたらす状態」と定義され，全身的な循環不全は心拍出量の減少が前提となる。周術期は，水分出納，呼吸機能，自律神経バランスなどに異常をきたし，心拍出量を規定する前負荷，心収縮力，および後負荷のいずれも障害されるため，循環不全を発生しやすい状況といえる。**表5**に循環不全の病態，原因疾患および治療を示した。

### 1）前負荷

前負荷とは心収縮開始直前の心筋の伸展度合で，主に循環血液量により規定される。前負荷と心拍出量の関係はFrank-Staring曲線で表され（**図2**），正常心ではわずかな前負荷の増加が心拍出量を大きく増加する。一方，心不全ではFrank-Staring曲線が平坦なため，前負荷が増加しても心拍出量が増えず容易に肺水腫に陥る。術後循環不全の最も多い原因は，出血や過少輸液による循環血液量の絶対的不足である。また硬膜外麻酔や脊椎麻酔を施行した患者では，末梢血管が拡張し血液がプールされ，相対的前負荷不足に陥っている可能性を考慮する。

### 2）心収縮力

心筋の機能障害と心調律の異常により起こる。術後心機能障害を起こす原因の主なものは虚血性心疾患である。心筋虚血のリスクの高い患者では，心筋の酸素需給バランスに配慮した管理を行う。

### 3）後負荷

後負荷とは心筋収縮を妨げる外的因子で，主に末梢動脈の緊張状態に応じて増減する。正常心では後負荷が増大しても心拍出量は不変で高血圧になるが，心機能が低下している場合は，後負荷が上昇すると心拍出量は低下する（**図2**）。術後は疼痛や低体温などが原因で後負荷が増大する。

**表5　循環不全の病態，原因疾患および治療**

| 病態 | | 原因疾患 | 治療 |
|---|---|---|---|
| 前負荷異常 | 絶対的低下 | 出血，輸液不足 | 輸液，輸血 |
| | 相対的低下 | 敗血症，アナフィラキシー，薬物，麻酔 | 血管収縮薬，輸液 |
| | 還流異常 | 肺動脈血栓症，弁疾患，陽圧呼吸 | 強心薬，輸液 |
| | 過剰 | 腎不全，過剰輸液 | 利尿薬，血管拡張薬，血液浄化 |
| 心収縮力低下 | 器質的心疾患 | 心筋梗塞，心筋症，心筋炎 | 強心薬，血管拡張薬，利尿薬，IABP，PCPS |
| | 機能的心疾患 | 電解質異常，低酸素血症，薬物，麻酔，心タンポナーデ，過剰輸液 | 原因除去，血液浄化 |
| | 心調律異常 | 徐脈，頻脈，伝導障害 | 抗不整脈薬，ペースメーカ |
| 後負荷異常 | 後負荷低下 | 敗血症，アナフィラキシー，麻酔 | 血管収縮薬 |
| | 後負荷上昇 | 交感神経緊張状態 | 血管拡張薬 |

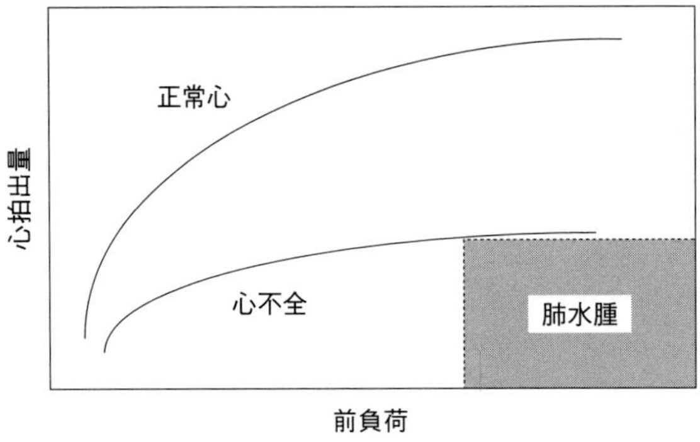


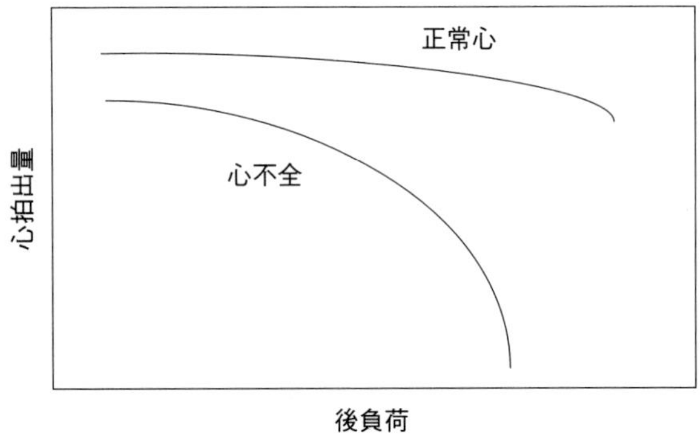


図2　前負荷，後負荷と心拍出量の関係

## 2 モニタリングと検査

### 1）モニタリング

術後循環不全の可能性がある患者では，心電図，尿量，$Sp_{O_2}$を必ずモニタリングする。重症度により，直接動脈圧，中心静脈圧，Swan-Ganzカテーテル（SGC）が必要となる。

### 2）循環機能の評価

SGCにより，肺動脈楔入圧から前負荷を，心拍出量から心収縮力を，末梢血管抵抗から後負荷をそれぞれ推定できる。しかし，SGCは侵襲的で合併症が多いうえ，臨床成績を向上させたという証拠がほとんどなく，近年その使用が見直される傾向にある[3)]。心エコーは心室壁の動きや左室容積を簡便かつ非侵襲的に観察でき，循環不全患者に対する第一選択の心機能評価法である。

### 3）胸部X線写真

心胸郭比から循環血液量を推察できる。左心不全では肺水腫の像が得られる。

### 4）12誘導心電図

心筋虚血，不整脈，伝導障害の有無をチェックする。

### 5）血液検査

貧血，脱水の評価，電解質，心筋逸脱酵素等をチェックする。また，動脈血ガス分析により，呼吸障害の有無と組織循環障害による代謝性アシドーシスの程度を評価する。

6）心臓カテーテル検査

心筋梗塞が疑われるときは，心臓カテーテル検査を行う。

## 3 対処法

1）前負荷の調節

前負荷不足に対しては，膠質液（血球成分，血漿成分）と晶質液をバランス良く投与する。過剰時には，水分・ナトリウム制限，利尿薬，静脈系血管拡張薬（硝酸薬）で対処する。薬物による水分管理が困難なときは，血液浄化法による除水が適応となる[4)]。

2）心収縮力の調節

心不全の急性期で血圧が保たれているときは，低容量のドパミンまたはドブタミンを使用する。血圧が低下しているときは大量のドパミンをまず投与し，それで不十分なときはノルアドレナリンを使用する。

ホスホジエステラーゼ（PDE）阻害薬は，心筋細胞内のcyclic AMP濃度を上昇させることで強心作用を示す。アムリノン，ミルリノン，オルプリノンの静注薬が心不全に対し適応されている。血管拡張作用があるため後負荷軽減効果も期待できるが，逆に低血圧に留意する必要がある。

3）後負荷の調節

血管拡張薬により抵抗血管の緊張が低下すると，心室からの血液の駆出量が増加する。抵抗血管に作用する血管拡張薬としては，Ca拮抗薬，ニトロプルシド，プロスタグランジン$E_1$，PDE阻害薬などがある。極端な低血圧は冠灌流圧を低下させるので，拡張期圧は60mmHg以上に保つ。

4）増悪因子の除去

呼吸不全，不整脈，電解質異常，低体温，術後痛，感染などを改善する。

5）機械的循環補助

薬物療法により循環制御が困難な場合に，心負荷軽減による自己心の機能回復促進，臓器障害防止，手術までのつなぎを目的に，大動脈内バルーンパンピング（intra-aortic ballon pumping：IABP）や経皮的心肺補助（percutaneous cardio pulmonary support：PCPS）を行う。

# III. 肺塞栓症

## 1 病態

肺塞栓症の定義は「肺循環系以外の心血管系の物質による肺循環の完全または部分的閉塞」と定義され，病態は肺血流途絶による酸素化障害と，肺動脈圧上昇による急性右心不全である。肺塞栓症は，欧米に比べ頻度が低い疾患と考えられていたが，近年の生活様式の欧米化や診断技術の向上により，本邦においてもまれな疾患ではないことが認識されてきた。周術期の合併症としては，死亡率が高く迅速な処置を必要とする疾患である。

## 2 危険因子

肺塞栓症の危険因子としては，①外傷，熱傷，手術などによる長期臥床，②肥満，③うっ血性心不全，④悪性腫瘍，⑤妊娠，⑥経口避妊薬，⑦多血症，⑧深部静脈血栓症，⑨下肢静脈留，⑩肺塞栓症の既往などがある[5)]。なかでも深部静脈血栓症，長期臥床，外科手術，肥満が重要である。塞栓子には，血栓，脂肪，空気，羊水，腫瘍などがあるが，下肢，骨盤内深部静脈血栓が約90％を占める。

## 3 診断

肺塞栓症の症状は非特異的なため，臨床所見のみから診断するのは困難で，突然呼吸器症状（呼吸困難，頻呼吸，胸痛）が発症したときに，危険因子を念頭に本症を疑うことが重要である。

### 1）呼吸・循環不全に対する検査

胸部X線写真（肺門部肺動脈拡張，局所性乏血所見），心電図（右心負荷所見），動脈血ガス分析（低酸素血症），血液検査（D-dimer上昇）は，いずれも特異的所見がなく，確定診断を得ることができないが，疑診，鑑別診断のために必要である。胸部X線写真で説明が付かない，高度低酸素血症では本症の可能性が高い。

### 2）超音波検査

心エコーにより右室拡張，壁運動低下があれば，肺塞栓症が示唆される。右心系や肺動脈内に血栓が認められれば確定診断ができる。同時に下肢静脈エコーを施行して，大腿静脈，膝窩静脈血栓の有無を確認する。

### 3）肺シンチグラム

血流欠損がなければ肺血栓症は否定でき感度は高いが，特異性が低いため本法のみでの確定診断は危険である。

### 4）肺動脈造影

確定診断のgold standardであり，血流途絶（cut off）や造影欠損（filling defect）をもって確定診断とする。微小血栓の検出には，末梢枝をバルーンで閉塞して行うwedged arteriographyが有用である。

### 5）その他の画像診断

胸部造影CT，MRIアンギオグラフィにより，肺動脈内血栓の描出が可能である。

## 4 対処法（図3）

治療の基本は，①呼吸・循環管理，②血栓の成長と二次血栓予防，および③血栓除去である。

### 1）呼吸・循環管理

呼吸不全の程度により，人工呼吸管理が必要かを判断する（表4）。右心不全に対しては，カテコラミン投与，循環血液量の増大で対処する。循環虚脱とショックに陥っている症例では，PCPSを施行し呼吸循環を維持しながら血栓除去治療に持ち込む。

### 2）血栓成長と二次血栓予防

本症が疑われた場合は出血性の禁忌がない限り，ヘパリンを5,000単位静注後，1,000～1,500単位/hrで持続静注し抗凝固薬療法を開始する。ヘパリンは約1週間用い，以降ワーファリンにて維持療法を行う。再発のリスクが高い患者では，早急に下大静脈（inferior vena cave：IVC）フィルタの挿入を考慮する。

### 3）血栓除去

ウロキナーゼや組織プラスミノーゲンアクチベータ（tPA）による血栓溶解療法（全身投与，肺動脈内投与），カテーテルによる血栓吸引療法，ガイドワイヤーを用いた血栓砕石術，外科的摘除術がある。

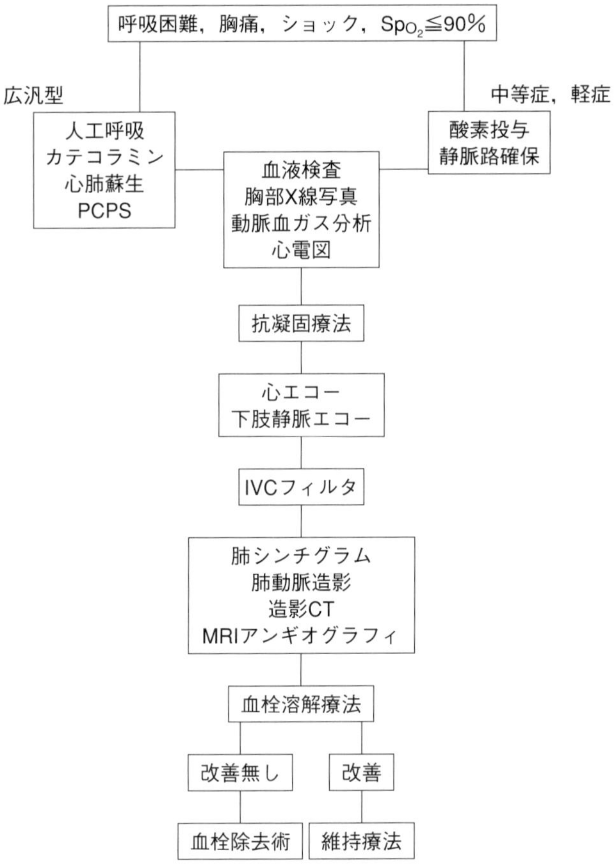


図3　肺塞栓症の診断と治療

## 症例呈示

### ■症　例1

75歳，男性。膵頭部癌に対し，膵頭十二指腸摘出術を予定した。術前の呼吸機能検査，動脈血ガス分析，胸部X線写真は正常だった。胸部硬膜外麻酔と吸入麻酔薬による全身麻酔下に手術は6時間で問題なく終了し，抜管して病棟に退出した。鎮痛目的に硬膜外腔へ0.25％ブピバカインを4mL/hrで持続投与した。

翌日より呼吸困難が出現し，$Sp_{O_2}$が89％に低下した。動脈血ガス分析（$FI_{O_2}$：0.21）で，$Pa_{O_2}$ 50mmHg，$Pa_{CO_2}$ 32mmHgと低酸素血症を呈したため，麻酔科にコンサルトされた。

### ■対　応

胸部X線写真で右上中葉の無気肺を認めた。創部痛を訴えていたため，ブピバカインに塩酸モルヒネを添加し硬膜外投与し十分な鎮痛を得た後，肺理学療法による無気肺の改善を試みた。しかし，マスク酸素10L/min投与でも$Pa_{O_2}$ 49mmHgとなり，気管挿管下に人工呼吸を開始した。人工呼吸は，支持圧15cm$H_2O$のPSVで行い，呼気終末陽圧（positive end-expiratory pressure：PEEP）8cm$H_2O$を併用した。気管支ファイバースコープにて，右主気管支に多量の粘稠な分泌物の貯留を認め，生理的食塩液による洗浄と吸引により無気肺は改善した。その後，肺酸素化能は改善し翌日抜管した。

■ポイント

本症は，75歳という高齢者に対する上腹部大手術に加え，創部痛による喀痰の排出が困難となり，続発性に無気肺が発症したものと考えられる。開胸術や開腹術後の肺合併症の予防上，術後疼痛管理は重要である。

■症　例2

55歳，男性。10年前より拡張型心筋症による心不全で治療中に，胃癌と診断され胃全摘術を予定した。術前所見では，階段昇降時に息切れを感じNew York Heart Association（NYHA）II度であった。血液検査でBUN 45mg/dL，クレアチニン1.9mg/dLと腎機能が低下し，胸部X線写真で心胸郭比58％と拡大していた。心エコーで左室拡張期径60mm，心駆出率は25％と左室拡大と心機能低下を認めた。胸部硬膜外麻酔と吸入麻酔による全身麻酔下に手術を行った。術中に低血圧が持続し，ドパミン5～7μg/kg/minの投与で対処した。手術時間は3時間40分で，出血量600g，尿量350mLで，輸液量は4000mLだった。麻酔の覚醒は良好で抜管し帰室した。術後，尿量が低下し，頻呼吸，四肢末梢のチアノーゼを呈し，$Sp_{O_2}$が90％まで低下したため，麻酔科にコンサルトされた。

■対　応

胸部X線写真で心拡大と肺陰影の増強を認め，うっ血性心不全による肺水腫および急性腎不全と考えられた。集中治療室に入室後，気管挿管による人工呼吸管理下に，強心薬（ドパミン，ドブタミン），血管拡張薬（ニトログリセリン），利尿薬（フロセミド，hANP）を投与したが，尿量は増加せず呼吸状態も改善しなかった。そこで，右大腿静脈よりFDLカテーテルを挿入し，持続血液濾過透析（continuous hemodiafiltration：CHDF）を開始し100mL/hrで除水を行った。その後，徐々に呼吸状態と腎機能が改善し，術後2日目に抜管し3日目にCHDFを中止しICUを退室した。

■ポイント

本例は，拡張型心筋症による高度心機能低下患者の開腹術後に，心不全，肺水腫，急性腎不全に陥った。薬物療法による循環管理が困難だったが，CHDFによる除水が著効し救命できた。

■症　例3

35歳，男性。転落による腰椎圧迫骨折，脊髄損傷に対し，後方固定術を全身麻酔下に施行した。術中術後経過は順調だったが，1週間後に体位変換中に突然胸痛を訴え頻呼吸となり，麻酔科にコンサルトされた。

■対　応

酸素マスク5L/min投与下の動脈血ガス分析で$Pa_{O_2}$ 55mmHg，$Pa_{CO_2}$ 30mmHgと著明な低酸素血症を呈していたが，胸部X線写真は正常だった。心エコーで右室の拡大を認めたが，下肢静脈の血栓は検出されなかった。肺塞栓症を疑いヘパリン5,000単位を静注後に，肺動脈造影を行い右中下肺動脈の血流欠損を確認した。tPA 240万単位を肺動脈内に投与したところ，血流の再開を認め$Pa_{O_2}$も85mmHgに改善したため，ICUに収容しヘパリンの持続投与を行った。しかし翌朝，排便の処置中に呼吸困難が出現し，$Sp_{O_2}$と血圧が急激に低下し心肺停止に陥った。ただちに心配蘇生とPCPSを施行し緊急血栓除去術を行った。肺動脈主幹部を切開したところ，大量の血栓が右主肺動脈を閉塞していた。IVCフィルタを挿入後ICUに帰室し，神経学的後遺症を認めず3日後に抜管した。

■ポイント

本例は，術後の長期間臥床後に発症した肺塞栓で，特に脊髄損傷のため下肢の運動が不能で深部静脈血栓症のリスクが高かった。血栓溶解療法が有効だったが，再発により心肺停止に陥った。幸いPCPSと外科的血栓除去術により救命できたが，肺動脈造影後にIVCフィルタを挿入すべきだった。

参考文献

1） 並木昭義, 氏家良人編．よくわかる人工呼吸管理テキスト（改訂第2版）．東京：南江堂；2001.
2） 中山雅康, 並木昭義．気道確保と人工呼吸管理. 外科治療 2000 ; 83 : 87‑94.
3） Marino PL. 肺動脈カテーテルの世界．稲田英一, 長谷場純敬, 中村治正（監訳）．ICUブック．東京 : メディカル・サイエンス・インターナショナル 1993, p.93‑101.
4） 平澤博之, 菅井桂雄, 織田成人ほか．新しい周術期管理－血液浄化法－．集中治療 1996 ; 10 : 1111‑8.
5） 中野　剛, 川上義和．肺血栓塞栓症の病理と病態. 呼と循 1997 ; 45 : 333‑7.

第3章　術後コンサルテーション

# 7 術後24時間以内の再手術

札幌医科大学医学部麻酔科　講師　金谷憲明

## はじめに

術後早期の再手術は多くの場合，治療の失敗を意味する。そのため，外科医はもちろんのこと麻酔科医も精神的に負担に感じることが多いと思われる。しかし，最も大きな被害を被っているのは患者であり，最悪の場合，生命の危険にさらされる可能性もある。そのような状況で麻酔科医が果たすべき役割は，再手術によるリスクの増加を判断し安全な周術期管理を行うことである。そのためには，限られた時間の中で，①治療の必要性，②術中に予想されるリスクとそれに対する用意，ならびに③患者・家族に対する説明を行わなければならない。特に，①と②に関しては，術者とよく協議することが必要であり，その情報に基づいて，患者側が混乱しないように，できれば外科医といっしょに③を行うのが望ましい。

## I. 術後コンサルテーションの目的

手術が終了して，麻酔科医にとっても緊張の時間が終わる。その後，その患者はその日のうちに再手術となった。さて，その患者は朝診たあの患者と同じであろうか？　答えは，「ノー」である。大部分は同じであろうが，手術前の状態と最も異なる点は，手術侵襲が加わっているということである。再手術を繰り返すことによって，患者の生存率は低下していくことは明らかであるが，手術を繰り返すことでどの程度の侵襲が加わるのかについては，今のところ明らかになっていない。したがって，以前に術前診察を行っているから今度は診察しなくてよい，などと判断せずに，毎回新たに患者の評価をするつもりになって，術前診察を行うことが重要である。

近年，医療事故に対する社会の関心は非常に高まってきており，再手術は，この問題と関連することが多いと思われる。患者と医療従事者との不信感を増悪させないためには，正確な情報を提供するとともに，明らかなミスがあったことが予想される場合には，外科医と相談のうえ患者の不利益につながらないよう最善の努力を果たすべきである。ただし，一人の医師の問題にするだけでは，根本的な解決にならない。欧米では，近年，病院内での医療ミスに対応する医師，看護婦からなる専門部署が作られており，ミスに対する徹底調査と患者への謝罪が行われているようである。このシステムは患者管理の安全性を向上するためにもきわめて重要であるが，医師の側からの自発的な報告を得るためには，個人に対する罰則はまったくなく，全責任は病院が負うという前提に基づいている。わが国の現状は，未だミスを犯した個人だけが責められる状況にあり，早急な法的整備，病院の対応が望まれる。

## II. 再手術時の患者評価の実際

術後すぐに再手術となる場合は，患者の容体上，急に手術が必要となる理由がある場合と，医療者側に必要がある場合（医療ミス，ガーゼ置き忘れなど）が考えられる。患者の容体が急変する理由としては，手術に関係する合併症の発生，手術とは直接は関係ない合併症によるものが考えられるが，いずれも術前に予想がついていたかどうかにより対応は異なる。術前に，ある程度合併症の発生が予測できた場合には，その可能性を患者，家族に説明しておくべきである。外科医によっては，患者をいたずらに不安にさせないためとか，正直に言うと患者が手術をいやがるなどとの理由で，極めて簡単な説明で終わらせてしまうこともある。患者にとっては，貴重な情報を入手する機会を失ってしまうことになるので，これらの説明がきちんとなされているかどうかを麻酔科医は確かめる必要がある。医師は個人個人が患者に対して責任を持っているが，万が一患者との間でトラブルが起こった場合には，問題は病院全体のものとなる。判断がつかないような，困難な問題については上司，病院責任者に意見を求めるべきである。

予測できなかった合併症が起こった場合でも，対応はほぼ同様であり，治療は原則的に患者の同意を得てから行う。

再手術の患者評価に当たって，①以前の麻酔が患者に及ぼす影響，②前に行われた手術が患者に及ぼす影響，③再手術の原因となった病態が患者に与えている影響，について注意をはらう必要がある。

### 1 麻酔が及ぼす影響

全身麻酔薬の反復投与により，肝・腎機能障害，悪性高熱症の発症が予想されるが，短期間の二度の麻酔がこれらにどの程度の影響を与えるかについてはよく分かっていない。ただ，重症熱傷などで反復麻酔が行われた場合にはハロゲン化吸入麻酔薬では臓器障害の可能性が指摘されており，ケタミンなどの静脈麻酔薬がよく用いられている。プロポフォールは，小児に対する長時間使用で肝障害が報告されており，反復麻酔時の有用性については結論は得られていない。再手術までの時間が十分であれば，麻酔薬の効果も消失しているが，短期間の場合には作用が残存している可能性も考えなければならない。

#### 1）吸入麻酔薬

ハロタン＞エンフルラン＞イソフルランはこの順に麻酔覚醒までに時間がかかり，そのぶん再手術に際して効果が残存している可能性を考える必要がある。近年，麻酔導入・覚醒が速いためセボフルランが臨床上よく用いられているが，Compound Aの産生・蓄積による腎障害，原因不明の末梢性ニューロパチーの可能性などいくつかの問題点も指摘されている。

#### 2）静脈麻酔薬

オピオイド使用患者では呼吸抑制に注意する。特に術中の使用だけではなく，術後には鎮痛の目的でフェンタニル，モルヒネ，長時間作用性の拮抗性鎮痛薬が投与されていることがあるので注意する。知らずに，通常量の麻酔導入薬を投与すると，著明な循環虚脱，呼吸抑制，覚醒遅延を起こす可能性がある。同様の理由で，鎮静目的に投与されたジアゼパム，ミダゾラムも使用を確認し，慎重に麻酔導入を行う必要がある。プロポフォールの使用に関しては，覚醒・代謝も速くほとんど問題にならないようであるが，ミダゾラムとの併用では作用の増強，フェンタニルとの併用では効果増強による循環抑制が報告されている。また，プロポフォールは他の薬物の肝での代謝を遅らせる可能性がある。

3）筋弛緩薬

パンクロニウムが用いられていた場合には，再手術までの間隔によっては効果が残存している可能性がある。その場合，効果遷延，覚醒遅延を防ぐために筋弛緩薬使用量は減量する必要がある。最近は，作用時間の比較的短いベクロニウムが用いられているので，効果が残存，遷延する可能性は少ない。ただし，筋弛緩薬の作用時間は代謝，排泄，体温，併用薬物によって変化するので，術後の低体温，肝・腎障害などは筋弛緩効果遷延を起こす可能性がある。初回の麻酔終了時に拮抗薬を投与して筋弛緩からの回復を確認しても，受容体レベルでは効果が残存している可能性がある。拮抗薬（ネオスチグミン）の追加投与を行っても，四連反応比（train of four ratio：TOF）が逆に減少する場合もあり，拮抗薬による循環抑制も考慮して慎重に行う。

4）脊椎麻酔・硬膜外麻酔

脊椎麻酔は，使用する薬物，$\alpha$作動薬の混合の有無によって作用時間は異なる。リドカインなどの短時間作用性の薬物ではほとんど麻酔の効果残存については考慮しなくても良く，逆にしびれ・脱力などが残っている場合は神経障害を考えるべきである。テトラカイン，ブピバカインなどの長時間作用性の麻酔薬を用いた場合には，麻酔薬の効果が残っている可能性は高く，繰り返して脊椎麻酔を行った場合に同様な麻酔効果が得られるか，作用時間の延長についての安全性は不明である。長時間に及ぶ脊椎麻酔は，可動制限，長期臥床につながり，肺合併症，深部血栓の発生に注意する必要がある。脊椎麻酔の効果延長を目的としてクロニジンが投与された場合は，麻酔薬の効果も増強されるので過量投与に注意する。

硬膜外麻酔の注意点は脊椎麻酔の場合とほぼ同じだが，再手術に使う場合は局麻中毒の発生に注意して行う。特に最近は，術後鎮痛を目的として持続投与する場合が多いので，血中局麻薬濃度は上昇しやすい。また麻酔導入時の循環抑制にも注意する。硬膜外に麻薬を投与した場合には呼吸抑制に注意する。

## 2　手術の影響

再手術となった患者には，手術という行為自体が及ぼす侵襲と，手術対象となった臓器に及ぶ侵襲について考慮する必要がある。手術による侵襲としては，体温，循環，呼吸，体液バランス，血液凝固機能の変化，長時間手術の影響などが考えられる。

1）体温

術中・術後を通して体温異常は最も頻繁に見かける合併症である。

a）低体温

術後の患者はしばしば低体温となる。原因としては，術中・術後の空調，麻酔薬による中枢温セットポイントの変化などがある。低体温は心血管系（心抑制，不整脈，末梢血管収縮），中枢神経系（意識低下），血液（凝固機能低下），免疫（易感染性），薬物代謝（作用時間延長，麻酔遷延），代謝（低血糖）など多くの問題を引き起こす可能性がある。通常見かける程度の術後低体温では，生体機能にそれほど大きな影響は与えないが，シバリングが見られるような状態では著しい酸素消費・心拍出量増加を起こし，循環系に問題のある患者では大きな負担になるので積極的に復温に努める。低体温が進むと，心抑制による血圧低下が起こるので，単なるhypovolemiaと間違えないように注意する。最近，脳保護を目的として人為的に低体温療法が行われているが，このような患者では低体温療法を継続する場合には復温せずに，術中管理を行う必要があり，上記の問題点に注意するとともに肺動脈カテーテルを用いた血液温測定など中枢温モニターを行う。

b）高体温

敗血症による，hyperdynamic stateにあるときに起こりやすい。その他に特殊な原因として，甲状腺クリーゼ，褐色細胞腫，悪性高熱症などがあり，それぞれの原因に適した治療を行う。小児特に乳幼児では，うつ熱になりやすく，悪性高熱症との鑑別が必要となる。

2）循環

周術期にはさまざまな要因で循環の変動が起こる。その原因は術中・術後の全身管理にあることもあれば，新たに発生した合併症によることもあり，原因によって全身管理法も異なる。そのため，前回の手術終了時の状態が再手術時も継続していると思い込まずに，新たに全身状態を評価する必要がある。

a）低血圧

血圧低下の原因が，前負荷の低下によるものか，心収縮力の低下によるものかを鑑別する必要がある。術後低血圧の多くは，循環血漿量減少による前負荷の低下であり，中心静脈圧（central venous pressure：CVP）測定により把握でき，輸液，輸血によって回復する。出血と脱水が同時に起こっている場合には，一般検血では貧血は認めないため，hypovolemiaが存在することを見逃すことがあるので注意する。ショック時は一般的には末梢循環不全が起こり，四肢冷感，皮膚温低下などが起こる。しかし，敗血症性ショックに陥っているときには末梢血管は拡張し，心拍出量・末梢循環は保たれているにもかかわらず低血圧が遷延する。このような場合には，前負荷を増加しても血圧の上昇は見込めず，ドパミン，ノルアドレナリン等の血管収縮薬が適応となる。また，十分な前負荷があるにも関わらず，低血圧が遷延する場合には右心不全，肺水腫を起こしている可能性がある。さらに，CVP上昇と低酸素血症がある場合には肺塞栓症の可能性も考慮する。

b）高血圧

血圧が上昇して，頭痛，吐き気などの高血圧脳症の所見を認めた場合，カルシウム拮抗薬などの降圧薬を投与するが，過量輸液が疑われる場合は同時に利尿薬の投与を行う。虚血性心疾患が疑われる患者では，亜硝酸薬（ニトログリセリンなど）の投与を行う。$\beta$遮断薬は心仕事量を軽減し，血圧も下降させるため虚血心には保護的に作用するが，血管拡張薬との併用では重篤な血圧低下をきたす恐れがあるので，投与は慎重に行う。術後の鎮痛が不十分なために，血圧が上昇している場合は鎮痛薬，麻酔薬，硬膜外麻酔の投与で思わぬ血圧低下をきたすことがあるので，注意が必要である。特に，正常血圧を維持しているように見えても，実は痛み刺激で血圧が維持できている場合もあり，このような場合は麻酔導入で重篤な低血圧をきたす。

c）頻脈

術後の不整脈で最も頻繁にみられるが，ほとんどが心臓以外に原因があるため，原因によってその対処法は異なる。原因として最も多いのは，hypovolemiaとhypoxemiaであるが，混在する場合もある。hypovolemiaは低血圧，CVP低下があるので，循環血漿量の補給と必要に応じて強心薬の投与を行う。ドパミンは周術期に最も一般的に用いられる強心薬であるが，尿量増加作用のため術後の血圧維持に漫然と投与しているとhypovolemiaになりやすい。また，血管拡張薬を投与することにより，相対的にhypovolemiaとなることもあるので，術後に投与されている薬物をチェックし，投与量を調整，必要に応じて輸液を行う。hypoxemiaは人工呼吸が行われている患者では，チューブトラブル，気胸などの人工呼吸による合併症，肺水腫，急性呼吸不全を疑う。自発呼吸下では，まず，鎮静薬投与の有無，マスクポジション，気道トラブル（痰など）の有無を確認する。

d）徐脈

現在用いられている麻酔薬はほとんどが，心拍数を減少させる作用をもつものが多く，術中頻脈の発生頻度は著しく減少した。プロポフォールの持続投与により心拍数は減少し，その傾向は脊椎麻酔時，セボフルラン麻酔中は明らかである。術後もプロポフォールの持続投与は鎮静を目的として行われることが多いので，徐脈発生時には減量または投与中止し覚醒させる。治療法としては，アトロピンの静脈内投与があるが，効果は一過性であり，十分な効果を発揮できないことが多い。心拍数が40以下で，アトロピンにも反応しないような徐脈に対しては，経皮または経静脈的ペーシングを考慮する。ジギタリス中毒による徐脈はアトロピンに反応しないことがあり，そのような場合イソプレナリンが有効である。

3）呼吸

人工呼吸が行われている場合，肺酸素化能を調べ，低酸素血症の原因となるようなシャント，換気・血流不均衡がないかどうか調べる。もし，肺水腫によるhypoxemiaがあるなら，再手術時も呼気終末陽圧（positive end-expiratory pressure：PEEP）を加えるなど，人工呼吸療法を継続する必要がある。

4）体液バランス

術中・術後はhypovolemiaによる乏尿が起こりやすいので，CVP測定による循環血漿量推定を行う。hypovolemiaによる乏尿は，輸液・輸血により対処可能だが，腎障害が疑われる場合にはマンニトール／フロセミドによる腎保護療法を再手術前より行う。短時間で再手術になる場合には，十分な術前検査をする余裕がないことが多く，詳細な生化学検査はできていないことが多い。

a）血糖値

外科的ストレスのため，高血糖となっていることが多い。ケトアシドーシスを呈するのでなければ，250 mg/dL以下の高血糖は急いで補正する必要はない。

b）カリウム

腎不全症例，大量輸血症例，溶血しているような症例（体外循環装着患者など）では，高カリウム血症となる。腎機能が保たれていれば，輸液療法，利尿薬投与で対処可能だが，腎不全症例や，急速にカリウム上昇が進行しているような症例では，グルコース・インシュリン療法，持続血液濾過透析（continuous hemodiafiltration：CHDF）などの血液浄化療法を考慮しなければならない。特に，心電図上T波の増高（テント状T）を認めるような症例では，術中に血液浄化療法が必要となることを予測して，手術開始前にブラッドアクセスを確保しておいた方がよい。反対に，尿量が多すぎて，低カリウム血症になっている場合には，QT延長が見られ，心筋虚血と紛らわしいST低下をきたすことがあるので注意が必要である。

c）カルシウム

血清カルシウムの約40～50％は，タンパク（大部分はアルブミン）と結合しており，フリーのカルシウムは血中タンパクの増減で変動する。したがって，出血や熱傷などで血中タンパクが低下した患者では高カルシウム血症による症状が現れやすい。心電図上は，高カルシウムでQT短縮，低カルシウムでQT延長となる。大量輸血の際には，輸血パック中のクエン酸でカルシウムイオンのキレートが起こり，低カルシウムによる循環抑制が起こる可能性がある。しかし，実際には一過性の低下を認めるだけで，循環動態に著明な変化はなく，逆に被刺激性亢進の危険性もあり，効果は疑問的である。実際には，頻回の電解質測定と臨床所見（低体温，hypovolemiaの可能性の除外）により判断する。頸部廓清術は，副甲状腺機能障害により低カルシウム血症をきたすことがあるが，ほとんどは両側廓清時のみで，片側の廓清ではまず起こらない。

### 5）凝固系異常

周術期，特に大量出血を伴う場合には凝固異常が起こりやすい。出血傾向をきたしやすい原因としては，不十分なヘパリンの拮抗，大量輸血，播種性血管内血液凝固（disseminated intravascular coagulation：DIC）の急激な増悪などがある。まれに，術前に中止すべきワーファリンが投与されていた，もしくは中止期間が短く，凝固異常が遷延していた，などがあるが，術直前の凝固機能検査（PT，TTなど）を見ればよく，対処法等は，「凝固・線溶異常」の項を参照されたい。最近は日本も，術後肺塞栓症の予防のために，術後のヘパリン投与などを行うようになってきているので，使用されていないかどうかを調べる。反対に，過凝固状態になっている場合も考えられ，肺塞栓症，静脈血栓症，心筋梗塞，脳梗塞の危険のある患者では，再手術時の急性発症の可能性を念頭においておく必要がある。

### 6）その他

長時間手術では，感染症，敗血症，無気肺などの肺合併症，不整脈，急性心筋梗塞，急性腎不全，血栓症，術後せん妄の発生が多いことがいわれており，注意して診察する。また，体位により神経麻痺が発症している可能性がある。婦人科手術では下肢麻痺，まれではあるが中年男性で尺骨神経麻痺が報告されている。前斜角筋間ブロックを行った患者では，一過性の横隔神経麻痺が起こることがある。脳外科手術は，しばしば長時間手術となり，その結果，覚醒遅延を起こし，術後脳出血による意識障害との鑑別に苦慮することがある。確かに，脳圧亢進をきたすような大きな脳腫瘍は覚醒を遅らすが，小さな脳腫瘍では非開頭手術と変わらず，遷延する意識障害がある場合は他の原因を調べた方がよい。

## 3 再手術自体の問題点

再手術の原因が特別な注意を要する場合は，術前からの問題が解決しない場合（手術のやり直し），術前より状態が悪くなった場合（手術の失敗），術前にはなかった問題が発生した場合に分かれる。前者の二つに関しては，その原因が明らかな場合には再手術に議論の余地はない。麻酔科医がこれらに積極的に関わる場合には，初回手術時に手術成果をその場で評価できるようにすることである。たとえば，心臓手術での経食道エコーを用いた人工弁作動不良（逆流，stuck valveなど），心内血栓，エアーの検出などにより，再手術の予防ができる。肺切除術患者でエアリークが止まらずに再手術となる場合には，手術室内で術者に十分なリークテストを依頼し，麻酔科医もいっしょになって確認する（実際に，こうやって術者の発見できなかったエアリークを見つけだした麻酔科医は珍しくない）。また，心臓・大血管手術で体外循環終了後の出血がなかなか止まらなくなり，長時間手術に術者が再開胸覚悟で閉胸しようとするところを，術者を励まして止血を続けさせる（もちろん，止血のための内科的治療は手を尽くしたうえでの話だが)。以上の事柄から，麻酔科医にとって麻酔科学の知識を深めることはもちろんであるが，手術がどのように行われているか，手術内容を十分に理解する必要がある。

術前になかった問題が手術後に新たに発生する場合は，術後24時間以内のような急性期には心イベントなどの循環不全，呼吸不全などが考えられる。

## 症例呈示

■症　例1

66歳，男性。前立腺癌の診断で根治的前立腺摘出術を予定した。麻酔は，硬膜外麻酔と気管挿管による全身麻酔とし，手術時間は4時間で特に問題なく終了した。手術終了6時間後に，尿道留置バルーンカテーテルが抜けてしまったため，再留置を目的として臨時手術となった。この間，絶飲食となっていた。開腹術ではなく，短時間の意識消失で可能と判断し，ラリンジアルマスク下で可能と考えた。チアミラールで入眠後，亜酸化窒素・酸素・イソフルランで麻酔深度を十分に得た後，ラリンジアルマスク挿入を試みたところ，嘔吐した。ただちに気管挿管し，気管内吸引を行ったが，気管内からはほとんど何も吸引されなかった。術中，肺酸素化能の悪化を認めたが，1日間の人工呼吸後は経過良好であった。

■対　応

全身麻酔に代わって硬膜外麻酔法などを選択すべきであった。再手術時も，外科医に対する要望として，最も技術の優れた医師が最小限の侵襲で行えるよう依頼すべきであった。

■ポイント

誤嚥性肺炎の重症度は，誤嚥内容のpHが低いほど重症である。したがって，術前に$H_2$遮断薬でpHを上昇させておくことは有効である。できれば，導入前に胃管を挿入して内容物を吸引しておくのが望ましいが，意識下では苦痛を伴うので難しい。もし，胃内容物の貯留が疑われるならラリンジアルマスクの使用は禁忌である。ラリンジアルマスクは構造的に上方からの液体流入はある程度シールできるが，下方からの逆流に対しては極めて弱い。

# 4.

# 救急・集中治療への
# コンサルテーション

第4章　救急・集中治療へのコンサルテーション

# 1　救急救命症例のコンサルテーション

旭川赤十字病院麻酔科　部長　**住田臣造**

## はじめに

救命救急センターの医師が麻酔科医である場合には集中治療や緊急手術時の対応も含めて判断・治療処置を行うが，麻酔科医があまり救命救急センターに関与していない施設も多くある。救命救急症例について麻酔科へのコンサルテーションがあるとするなら，主に緊急気管挿管時の注意点と気道管理，また救急病棟での患者鎮痛・鎮静法などが考えられる。

## I. 脳動脈瘤の破裂

基本は手術室での緊急手術時の麻酔導入とまったく同じである。最も注意すべきことは血圧のコントロールとフルストマックの対応である。脳動脈瘤破裂によるくも膜下出血では再破裂と吐物の誤嚥は致命的な結果をもたらすことになる。フルストマックに最も安全とされる意識下挿管の手技は血圧管理上禁忌と判断できる（ただし心肺停止時にはこのかぎりではない）。血圧コントロールとして降圧薬が投与されていることが多いが気管挿管では異常高血圧を呈するので十分な麻酔深度と筋弛緩が必要となる。挿管後の麻酔維持はプロポフォール持続投与と，麻薬と筋弛緩薬の間欠的投与で管理し，そのまま脳血管撮影室や手術室へと維持している。このような場合でも家族からは可能なかぎり既往歴の聴取を行い麻酔科から危険性について説明すべきである。

類似の疾患として脳内出血患者，解離性大動脈瘤患者の緊急気管挿管が挙げられる。

## II. 解離性大動脈瘤

気管挿管を行う前に可能なかぎり胸部CT写真で解離による大動脈拡大が気管や気管支を圧排もしくは圧迫し気管の偏移や気道狭窄が起こっていないかを検証しなければならない。もし，気管や気管支に狭窄がある場合には手術適応も含めて心臓血管外科医とディスカッションが必要となる。手術になる場合にも気道確保上注意が必要である。気管から主気管支までの部位で圧迫し狭窄を起こしているならば気管チューブの先端を狭窄部位を越える位置にしなければならない。もし先端が気管分岐部に近くもしくは越えるようならダブルルーメン気管支チューブを挿入しなければならない。気管の偏移が認められる場合には気管チューブの切先方向によっては閉塞してしまうこともあるので注意が必要となる。ときにはダブルルーメン気管支チューブが正確な位置に設置できないことも経験する。このようなことから気管チューブの選択も重要なものとなる。

気管挿管時の管理法は前述したくも膜下出血の症例と同じである。

また，人工呼吸管理の必要はないが胸痛が有る場合には疼痛管理が必要である。鎮静下に胸部硬膜外チューブ留置を行い持続硬膜外ブロックを施行する。

## III. 胸部外傷

多発肋骨骨折を伴う胸部外傷では呼吸運動時に骨折部が動き激しい疼痛が発生する。このため患者は疼痛を可能なかぎり発生させないように小さく呼吸する。これが多発肋骨骨折時の呼吸不全を招く大きな原因である。われわれの施設ではこのような症例には救急外来で硬膜外麻酔用のチューブを挿入し持続硬膜外ブロックを行っている。以前は，内固定のための呼吸管理や積極的な早期外固定術が行われたが，重症の肺挫傷を合併していない限りほとんどの症例でこれらの治療法は避けることができる。ただし硬膜外穿刺を行うときの体位には注意が必要である。両側肋骨骨折では坐位で行い，片側では健側を下にした側臥位で行う。疼痛が強く体位がとれない場合には肋間神経ブロック後や鎮痛薬（オピオイド）投与後に硬膜外穿刺を行う。

このように救急医療においても疼痛管理は治療行為の中でも非常に重要である。

## 症例呈示

### ■症　例1

65歳，男性。急に頭痛を訴えた後に意識不明となり救命救急センターに搬入された。頭部CT検査によりくも膜下出血と診断され，原因として脳動脈瘤が疑われた。脳血管造影検査の準備中に呼吸状態が悪化したので緊急気管挿管が必要となった。脳動脈瘤の再破裂の危険があるときの手術室以外での緊急気管挿管法について脳外科医よりコンサルテーションを受けた。

### ■対　応

静脈麻酔薬（ミダゾラム，プロポフォール）と筋弛緩薬（ベクロニウム）の他に，麻薬（フェンタニル，ブプレノルフィン，ペンタゾシン等）などを十分に投与し，血圧に十分注意しながら，補助呼吸時から輪状軟骨圧迫を行い気管挿管を行った。

### ■症　例2

52歳，男性。胸から背中にかけての激痛により救命救急センターに搬入された。胸部CT検査によりStanford A typeの解離性大動脈瘤と診断された。治療方針は絶対安静と血圧管理による解離腔血栓化ということで気管挿管による呼吸管理下での鎮静が求められ麻酔科へコンサルトされた。

### ■対　応

胸部CTをよく観察し，慎重に気管チューブを選択した後，緊急手術に対応するためダブルルーメンチューブを挿入した。

### ■症　例3

27歳，男性。バイクを運転中に転倒し救命救急センターに搬入された。幸運にも頭部外傷は認めず意識清明であったが両側の多発肋骨骨折，血気胸，肺挫傷を認めた。救急外来にて右胸腔内ドレナージチューブを挿入し持続吸引を行った。呼吸は促拍し疼痛が激しく酸素10L/minマスク投与下の動脈血血液ガス分析にて$Pa_{O_2}$ 50mmHg，$Pa_{CO_2}$ 30mmHgであった。患者の疼痛が激しいことから救急医より疼痛管理について麻酔科にコンサルトされた。

### ■対　応

硬膜外鎮痛法を利用することにより，鎮痛を得，気管挿管による管理を避けることができた。

第4章　救急・集中治療へのコンサルテーション

# 2 集中治療適応症例のコンサルテーション

札幌医科大学医学部救急集中治療部　助教授　今泉　均

## はじめに

麻酔科医は，侵襲の大きな手術を受ける患者や重篤な基礎疾患のある患者の術後管理に関して，または術前に周術期管理に関連した合併症を生じた患者の術後管理に関して，主治医から集中治療室（ICU）の入室適応についてコンサルテーションを受けることがある。また蘇生処置を含む重症患者の診断・治療に関しても，ICUの入室適応についてコンサルテーションを受けることがある。

本項では，麻酔科医がICUへの適応についてコンサルテーションを受けた場合の対処法について述べる。

## I. ICUとは何か？

ICUとは「内科系，外科系を問わず，呼吸，循環，代謝，その他の重篤な急性機能不全の患者を収容し，強力かつ集中的に治療・看護を行うことにより，その効果を期待する部門」（日本麻酔学会ICU設置基準，1973）と定義され，これに基づいて厚生労働省では特定集中治療室管理の設置基準（表1）[1]を作成し，合致する施設を集中治療室と認定している。

## II. 札幌医科大学医学部附属病院ICUの概略

当ICUは附属病院の中央部門であり，上記の設置基準を満たす6床のgeneral ICUである。

### 1 医師

助手以上の専属医師は，蘇生処置，呼吸・循環管理，代謝・栄養管理，肝・腎，消化管，中枢神経系，止血・凝固など高レベルの全身管理を習得しておくことは当然であるが，多臓器障害患者が多いため，適切かつ迅速に診断・治療ができるように各科をマネージメントする知識と臨床経験も要求される。

現在のメンバーは，専属医師が5名（麻酔科2名，循環器内科，消化器外科，心臓血管外科各1名）であり，研究生は2名（麻酔科，救急部），卒後臨床研修医は3～6名である。

表1　特定集中治療室管理の施設基準

| |
|---|
| 1）専任の医師が常時，特定集中治療室内に勤務していること |
| 2）看護婦が常時患者2人に1人の割合で特定集中治療室内に勤務していること |
| 3）特定集中治療室管理を行うのにふさわしい専用の特定集中治療室を有していて，当該特定集中治療室の広さは1床あたり15m$^2$以上であること |
| 4）当該管理を行うために必要な次に掲げる機器および器具を特定集中治療室内に常時備えていること |
| a）救急蘇生装置（挿管切開装置，人工呼吸装置など） |
| b）心細動除去器 |
| c）ペースメーカ |
| d）心電計 |
| e）ポータブルX線撮影装置 |
| f）呼吸機能測定装置 |
| g）ハートスコープ |
| 5）基準看護に承認を受けていて，かつ，自家発電装置を有している病院であり，かつ，当該病院において電解質定量装置，血液ガス分析を含む必要な検査が常時実施できること |
| 6）原則として，治療室はバイオクリーンルームであること |
| 7）上記各項でいう常時とは，勤務様態の如何にかかわらず，午前0時より午後12時までの間のことである。また，当該治療室勤務の医師および看護婦は，治療室以外での当直勤務を併せて行わないものとすること |

（運動療法等の施設基準の承認に関する取扱い．保発 1986；31：3–15．より改変引用）

外科系スタッフの交代が1年と早い反面，外科におけるスタッフの約半数がICU経験者であること，約1/3の卒後臨床研修医がICUで研修を受けることから，ICUの役割，適応を理解してもらううえでメリットのあるシステムでもある。

当直は専属医師1名と研究生または研修医1名の計2名体制であり，24時間いつでも2名以上の医師がICU内にいる体制を敷いている。

## 2 看護婦

看護婦は24名（ICU認定看護婦：2名）で，3交代性の3人の準・夜勤体制である。

## 3 指示系統と現状分析

入室時にICUスタッフと主治医との間で治療方針を決定し，その後は毎日朝夕のカンファレンスで現状分析と治療方針の変更等を行っている。看護婦への指示出しはスタッフが，病状説明は主に主治医サイドが行っている。

当ICUでは年間300～350名の患者を受け入れているが，内訳は術後が約7割，そのうちの7割（全体の約半数）が心臓血管外科に関係する（図1）。緊急入室の患者は51％と半数以上を占める。10年間の推移をみると（図2），平均年齢は1991年の37.9歳から2000年には58.6歳へ高齢化しているが，平均在室日数は7.8日から6.0日と短縮化が図られた。2000年の患者の98％が人工呼吸を必要とし，30％が持続的血液濾過透析やエンドトキシン吸着療法，血漿交換などの血液浄化を受け，ICU内死亡率は12％まで低下してきている。

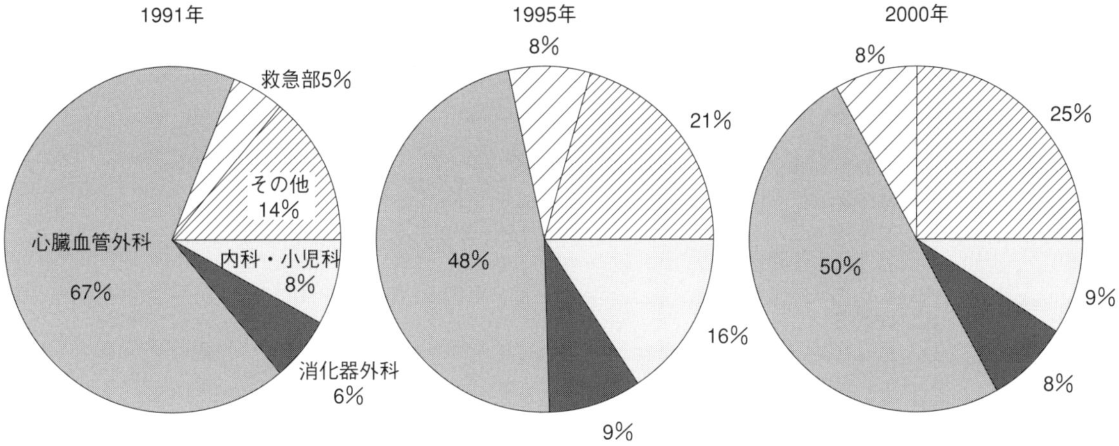


図1　札幌医科大学ICUにおける10年間の入室した科別分類

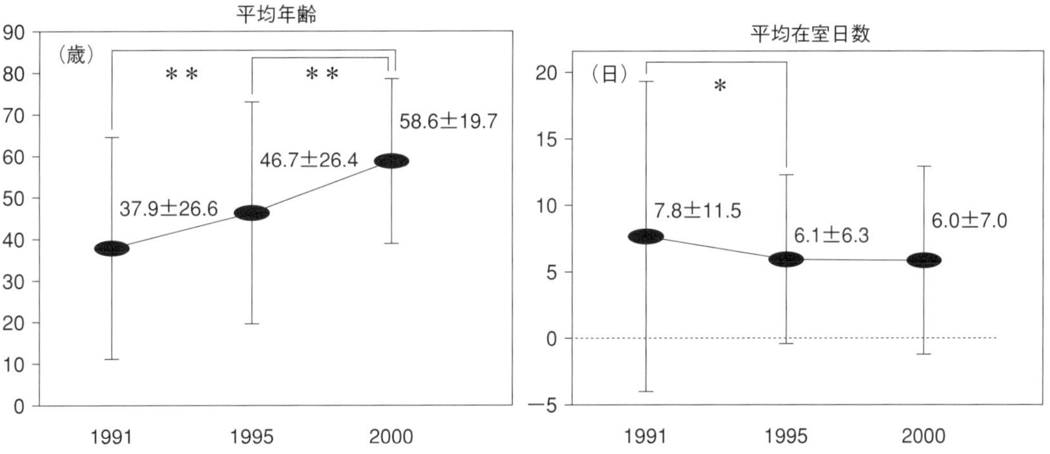


図2　札幌医科大学ICUにおける10年間の平均年齢，平均在室日数の推移
左：平均年齢の推移，右：平均在室日数の推移
＊＊：p＜0.01，＊：p＜0.05

## 4 ICUの入退室基準

### 1）入室基準

おおまかな入室基準を**表2**[1)]に示したが，患者の重症度，緊急性に加え，主治医科の病棟での重症患者に対する診断・治療等が人的，設備的，システム的に可能か否かで判断する。ICUに空床がない場合には，入室中の患者と入室依頼患者とを比較して，患者の入れ替えを行うべきか否かを決める。なおICU入室患者の中で一番安定している患者の主治医には，カンファレンスでその旨を説明し事前に了解を得ている。当ICUは心臓血管外科の患者が多いがベッド配分は4床以下を原則とし，中央部門として1科で独占しないように調整している。

2000年の患者を対象に，術前から入室依頼があった患者と緊急入室した患者の入室原

表2　ICUの入室基準

| |
|---|
| 1）手術時の重症患者 |
| 2）呼吸管理を必要とするもの |
| 3）意識障害または痙攣の頻発するもの |
| 4）心不全または心停止のあったもの |
| 5）心筋梗塞および重症不整脈のあるもの |
| 6）重症代謝障害のあるもの |
| 7）急性腎不全のあるもの（主に血液浄化を必要とするもの） |
| 8）急性薬物中毒患者 |
| 9）急性大量出血患者 |
| 10）破傷風 |
| 11）重症筋無力症の急性増悪 |
| 12）臓器移植患者 |

（運動療法等の施設基準の承認に関する取扱い．保発 1986；31：3-15．より改変引用）

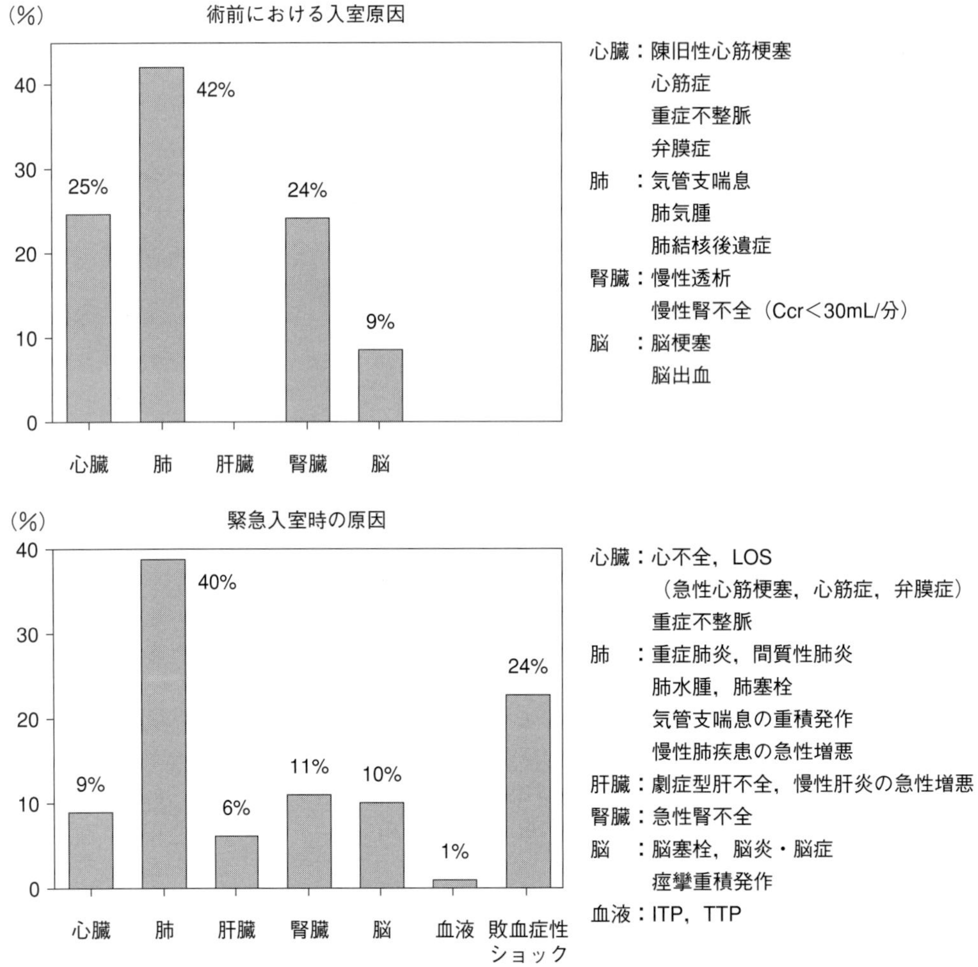


図3　札幌医科大学ICUにおける入室原因
上：術前における入室原因，下：緊急入室時の原因

表3　ICUの退室基準

| |
|---|
| 1）ECMOや人工呼吸を必要としないこと，原則として抜管していること（人工呼吸より離脱が困難で気管切開した患者の場合は，安定していれば人工呼吸器を付けて退室させることもある） |
| 2）PCPSやIABPを必要としないこと，カテコラミン，血管拡張薬，カルシウム拮抗薬など微量点滴を必要とする薬物はできるだけ投与を中止していること，少なくとも漸減できる状態であること |
| 3）原則的に血液浄化法を離脱していること，腎不全に対する血液透析，腹膜透析はその限りではない。 |
| 4）代謝性アシドーシスが存在しないこと（BE＞－5mEq/L） |
| 5）血中乳酸値が20mg/dL以下であること |
| 6）創部ドレーン，各種モニター用のカテーテルはできるだけ抜去していること |
| 7）原則として患者の意識は清明で，応答が十分とれること（固定化した意識障害患者においては，その限りではない） |

因を調べた（図3）。例えば同じ「肺」が原因でも，前者では喘息や肺気腫など慢性疾患が多いのに対して，後者では肺炎，肺水腫，肺塞栓など重篤な急性疾患が多くを占めていた。

2）退室基準

基本的には患者の状態が安定したら退室するが，入室希望の重症患者がいる場合には，その時々の情勢によって判断している。当施設におけるおおまかな退室基準を表3に示す。

## III. まとめ

ICUは閉鎖環境の中で，モニター音が鳴ったり照明がついていたり，覚醒している患者にとって安静を保てる場所ではない。患者の全身を観察したうえでICUの入室適応について考えていただきたい。

## 症例呈示

■症　例1

68歳，女性。血栓性の巨大脳底動脈瘤があり，循環停止，超低温下でのクリッピンクが必要と判断された。脳神経外科より周術期における管理についてコンサルトを受けた。

■対　応

術前に脳神経外科，心臓血管外科，麻酔科，およびICUで循環停止と超低温の方法，ならびに低体温開始・終了のタイミング等を検討した結果，開胸下ではなくF-F bypassによる体外循環でも可能と判断した。全身麻酔下に脳動脈瘤を露出後，脱血カテーテル（25F）を右房に，送血カテーテル（19F）を大腿動脈に挿入し，ヘパリン（90 IU/kg）静注後1.5L/minの血流量で経皮的心肺補助（percutaneous cardiopulmonary support：PCPS）を開始し，36分後には20℃まで低下させて循環を停止させた。クリッピンク終了まで19分を要した。術後ICUに入室し，意識の回復を確認後，翌日人工呼吸器を離脱し翌々日病棟に帰室，6カ月後の神経学的検査では正常に回復していた。

■ポイント

本症例は各診療科の綿密な協議により，患者にとって負担の少い適切な手術ならびに周術期管理を行うことができた。

■症　例2

45歳，女性。原因不明の脳，肺，腎に梗塞の既往があり，子宮筋腫による過多月経，高度貧血（Hb 6.5g/dL）のため抗凝固療法を行なえず，ホルモン療法にも抵抗を示したため，子宮筋腫摘出術が予定され，婦人科よりコンサルトを受けた。

■対　応

術前に循環器内科，婦人科，麻酔科，ICUが協議した結果，周術期の致死的肺血栓塞栓症を防止するために術前に永久的Greenfield下大静脈フィルタ™（メディテック社）を留置するとともに，抗凝固療法（ヘパリン）を術前2時間まで継続し，術中はソノクロット™（Scienco社）で活性化凝固時間をモニターすることとした。麻酔は神経ブロックは行わず全身麻酔のみを選択した。術後ICU入室後3時間からヘパリンの持続投与を再開した。経過は順調で術後15日目に退院した。

■ポイント

本症例は各診療科との検討結果から，致死的な肺血栓塞栓症の防止策を講じることで，患者の安全な周術期管理が可能となった。

■症　例3

58歳，男性。肝腫瘍のため肝切除を施行した。肝外側区域切除術終了2時間前頃から気管チューブより血清色の泡沫状の分泌物が多量に吸引され，酸素化能が急激に低下してきたため，$F_{IO_2}$を0.8に上げて対応した。原因不明の肺水腫の疑いで，麻酔科から主治医の外科医を通じて緊急のICU入室依頼があった。

■対　応

入室時の血液ガス分析では$F_{IO_2}$が0.8で$Pa_{O_2}$は90mmHgであった。新鮮凍結血漿剤の使用による輸血関連性急性肺傷害も違い，呼気終末陽圧（positive end-expiratory pressure：PEEP）を付加した人工呼吸管理，ステロイド，腹臥位人工呼吸，さらにサーファクタントの補充を行ったが，第3ICU病日には$Pa_{O_2}$が50mmHg前後に低下したため，膜型人工肺（extracorporeal membrane oxygenator：ECMO）下に胸部CTを施行，胸水貯留による圧迫性無気肺の可能性を考えトラカールを挿入したところ酸素化能が急速に改善し，翌日にECMOを離脱，第9ICU病日に抜管して翌日一般病棟に転科した。

■ポイント

本症例は麻酔科医が術中の急変を主治医に伝えICU入室を進言し，ICUでECMOを含めた治療を行うことによって救命することができた。

■症　例4

64歳，男性。舌癌に対する舌半切除術ならびに頸部リンパ節郭清を施行した。その後の局所感染に対してデブリドマン，創開放術と気管切開を施行した。翌朝3時頃，頸動脈が破裂し天井に血痕が付く程の大量出血をきたしショックとなり，麻酔科，ICUに依頼が入った。

■対　応

口腔外科の医師に破裂した頸動脈の穴を指で押さえてもらい，ICUの医師がICUに連絡をとり満床のICUに一時的に緊急搬入させた。麻酔科医は緊急手術の準備を行い，心臓血管外科医の応援により30分後に緊急手術を開始した。術後ICUで，血液誤嚥による肺炎のため5日間の人工呼吸を必要とした。

■ポイント

本症例は，膠質液や血液製剤，昇圧薬の準備のない病棟からICUに移動させて初期治療を開始，循環の安定を図るとともに，麻酔科の緊急手術への迅速な対応により救命できた。

■症　例5

68歳，男性。前立腺癌の骨転移に対してホルモン療法を外来で施行していた。咽頭違和感，両顎関節痛が出現し，翌日当院泌尿器科に入院した。その後3日間で耳鼻咽喉科，口腔外科，神経内科を受診するも診断がつかず，3日目の夜9時，うがい薬を誤嚥，呼吸停止となり，麻酔科に応援依頼がされた。

■対　応

開口障害があり喉頭蓋も持ち上がらず，挿管困難な状態であったが，やっとのことで気管挿管に成功した。麻酔科医により誤嚥と呼吸停止の原因検索と蘇生後の治療目的にICUに入室依頼が行われた。ICU入室4日後の頬筋の筋電図から破傷風と診断，高血圧や筋硬直などで長期間の治療を余儀なくされたが，第26病日，気管切開下に一般病棟に退室した。

■ポイント

本症例は麻酔科医の適切，迅速な気道確保とその後の治療により後遺症を残すことなく，救命できた症例であった。

参考文献

1）運動療法等の施設基準の承認に関する取扱い．保発 1986 ; 31 : 3‐15.
2）平田隆彦．一般的なICUのデザイン・組織・機能．天羽敬祐編，集中治療医学体系Ⅴ．東京：朝倉書店 ; p.315‐22. 1988.

# 5. ペインクリニックのコンサルテーション

第5章　ペインクリニックのコンサルテーション

# 1　慢性疼痛

札幌医科大学医学部麻酔科　講師　**松本真希**

## はじめに

疼痛管理する専門家が最も治療に難渋するのは，いわゆる「慢性疼痛」である。慢性疼痛とは，単に「遷延する疼痛」や「数カ月にわたって継続する疼痛」ではなく，痛みとそれに伴う特殊な病態を表している。

## I. 慢性疼痛の定義

明瞭な定義はない。現在のところ，次の二つの条件のいずれか，または両方を満たす場合を広い意味での「慢性疼痛」とすることが多い。つまり，①疼痛の明らかな原因が除かれた，または軽減したにもかかわらず変わらず疼痛を訴えること，あるいは／かつ，②通常の鎮痛法が有効でない場合である。しかし，疼痛の原因が常に明瞭であるとは限らず，通常の鎮痛法とはどこまでをいうのか意見が分かれるところである。以下，代表的な7つの疼痛について説明する。

## II. 帯状疱疹後神経痛

水痘・帯状疱疹ウィルスによる再感染で生じた帯状疱疹の発症後に10～15％の患者に疼痛が残存するものをいう。帯状疱疹の既往，帯状疱疹罹患部に相当する疼痛，および水痘･帯状疱疹ウィルス（varicella-zoster virus：VZV）抗体の血液内残存によって診断される。

運動神経への侵襲が残った場合には脱力，筋緊張の低下が帯状疱疹罹患部に一致してみられる。

帯状疱疹も疼痛を生じるため，帯状疱疹後神経痛への移行時期が明確でないことも多い。帯状疱疹による疼痛は発症3カ月まで残存することがある。そのため，帯状疱疹発症6カ月後または1年後にも疼痛が残存したり，種類の異なった疼痛が発症部位に相当して出現した場合に，帯状疱疹後神経痛と診断する。

しばしば単純疱疹も似た症状を呈したり，帯状疱疹に併発することもあるので，単純ウィルス（herpes simplex virus：HSV）抗体値も同時に測定するとよい。

疼痛は疱疹に罹患した比較的限局した部位に，ヒリヒリとした，ズキズキとした，圧迫される，不快な，何かが皮膚に貼りついている，電撃が走る，といった訴えがみられ，一定ではない。下着がこすれる，風があたる，といった軽度の刺激で疼痛が誘発されやすい（アロディニア）。また，寒冷刺激に弱く，入浴など局所を暖めることによって痛みの軽快がみられる。

## III. ニューロパシックペイン

神経系の損傷や機能異常を原因とする痛みをニューロパシックペインといい，手術・外傷後，脳卒中・神経損傷後に長期にわたって疼痛が残存した場合をいい，帯状疱疹後神経痛やCRPSとオーバーラップすることもある。損傷を受けたと考えられる部位だけでなく，その近傍から比較的はなれた部位にまで同じような疼痛や知覚異常をみるのが特徴である。

通常は疼痛として感受されることのない刺激であっても痛みとして感じる（アロディニア）や，軽度の痛み刺激を激しい痛みとして感じる（痛覚過敏）が特徴である。

## IV. 頭痛

慢性の頭痛は国際頭痛で分類と診断基準が提示されている（**表1**：a，b，c）。その大部分が機能性頭痛であり，80％が筋緊張型頭痛，18％が片頭痛，残りが群発頭痛である。

**表1-a　筋緊張型頭痛の診断基準**

| | |
|---|---|
| A | 以下のB～Dを満たす頭痛で，頻度により（1）発作型緊張型頭痛：30分～7日は続く頭痛，（2）慢性緊張型頭痛：発作の回数が月15日または年180日以上 |
| B | 以下の特徴の二つ以上 |
| 1 | 圧迫・締めつけられるような痛み |
| 2 | 軽度から中等度の強さの痛み |
| 3 | 両側性 |
| 4 | 階段昇降などの動作で増強しない |
| C | 以下の両者 |
| 1 | 悪心・嘔吐なし |
| 2 | 光恐怖症，音恐怖症がないか，あっても一つ |
| D | 以下の一つ以上 |
| 1 | 病歴，理学・神経学的検査で症候性頭痛でない |
| 2 | 病歴，理学・神経学的検査で症候性頭痛が示唆されたが，他の検査で否定 |
| 3 | 症候性頭痛の原因疾患はあるが，緊張型頭痛の最初の発作はその疾患と無関係に発生 |

**表1-b　片頭痛の診断基準**

| | |
|---|---|
| 1. | 前兆を伴わない偏頭痛 |
| A | B～Dを満たす発作が5回以上 |
| B | 頭痛発作が4～72時間持続 |
| C | 以下の特徴の二つ以上 |
| 1） | 片側性 |
| 2） | 拍動性 |
| 3） | 中等度～高度の強さの痛み |
| 4） | 階段昇降などの動作で痛みが増強する |
| D | 発作中以下の一つ以上を伴う |
| 1） | 光過敏と音過敏 |
| 2） | 悪心と嘔吐 |

表1-b　片頭痛の診断基準（続き）

2.　前兆を伴う片頭痛
A　Bを満たす発作が2回以上
B　次の4項目のうち3項目以上を満たす
　1）大脳皮質あるいは脳幹の局所症状と思われる可逆的な前兆が一つ以上
　2）一つ以上の前兆が4分以上持続，あるいは二つ以上の前兆が連続して出現
　3）前兆の持続は60分以下だが，二つ以上の症状があるときは連続しても良い
　4）頭痛は前兆後60分以内に出現（同時でも良い）

3.　いずれの片頭痛も以下の一つ以上
　1）病歴，理学・神経学的検査で症候性頭痛でない
　2）病歴，理学・神経学的検査で症候性頭痛が示唆されたが，他の検査で否定
　3）症候性頭痛の原因疾患はあるが，片頭痛の最初の発作はその疾患と無関係に発生

表1-c　群発頭痛の診断基準

A　下記のB～Eを満たす発作が5回以上
B　片側の眼窩，眼窩上部もしくは側頭部の激しい頭痛が15～180分持続
C　下記の症状を頭痛側に一つ以上伴う
　1）結膜充血
　2）流涙
　3）鼻閉
　4）鼻汁
　5）前額部と顔面の発汗
　6）縮瞳
　7）眼瞼下垂
　8）眼瞼浮腫
D　頭痛の頻度は2日に1回から1日に8回
E　以下の一つ以上
　1）病歴，理学・神経学的検査で症候性頭痛でない
　2）病歴，理学・神経学的検査で症候性頭痛が示唆されたが，他の検査で否定
　3）症候性頭痛の原因疾患はあるが，片頭痛の最初の発作はその疾患と無関係に発生

## V.　三叉神経痛

平均発症年齢は55歳で，男女比は2対1である。三叉神経の支配領域に限局した痛みが，99％が片側性であり，眼神経領域の発症はまれである。

トリガーポイント（引き金点）を認める。その部位に軽く触れるだけで激痛を誘発できる。また食事，硬いものを噛む，歯ブラシ，洗顔といった動作でも発作を起こす。

痛みの性状は，鋭く，表面的で，刺すように，激烈である。

## VI.　腰下肢痛

腰椎椎間板ヘルニア，骨粗鬆症，腰椎辷り症，整形外科手術後の腰痛など，多くの原因で腰痛症または腰痛症候群は生じる。X線写真，CT，MRI，血液検査によって内臓痛，悪性疾患を鑑別診断する。

MRIやミエログラフィで障害神経根が明らかならば，神経根ブロックの適応を考える。

## VII. 末梢循環障害による疼痛

動脈の閉塞による虚血性疼痛疾患には閉塞性血栓性血管炎（バージャー病）と閉塞性動脈硬化症（arteriosclerosis obliterans：ASO）がある（**表2**）。

微小血管の攣縮によって生じる現象をレイノー現象とよび，多くの疾患でみられる（レイノー症候群）。指尖部の疼痛，潰瘍，壊死を生じる。

表2　閉塞性血栓性血管炎（バージャー病）と閉塞性動脈硬化症（ASO）の特徴

| | 閉塞性血栓性血管炎 | 閉塞性動脈硬化症 |
|---|---|---|
| 患者の特徴 | 40歳以下の男性 | 40歳以上の男女 |
| 関連因子 | 喫煙 | 喫煙，糖尿病，高血圧，高脂血症 |
| 好発部位 | 末梢側の小動脈 | 中枢側の中・大動脈 |
| 疼痛部位 | 足背部・足底部 | ふくらはぎ・大腿部 |
| | 両側性 | 片側性 |

## VIII. complex regional pain syndrome（CRPS）

外傷や神経損傷後に疼痛が遷延する病態で，反射性交感神経性ジストロフィ（RSD）やカウザルギーと従来呼ばれてきた。早期診断と治療がその後の症状に大きく影響し，特に自律神経機能異常や心理的側面の関与が示唆されている。診断基準を**表3**に示す。

表3　CRPSの診断基準

type I（2）～（4）は必須
（1）傷などの侵外刺激や動かさない時期があったこと。
（2）原因となる刺激から判断して不釣合いなほど強い持続痛，アロディニア（非侵害刺激により痛みの誘発される状態），あるいは痛覚過敏現象があること。
（3）病期のいずれかの時期において疼痛部位に浮腫，皮膚血流の変化，あるいは発汗機能の異常のいずれかがあること。
（4）もし上記のような症状が他の理由で説明できる場合はこの疾患名はあてはまらない。

type II
明らかな神経損傷を伴い，type Iの（2）～（4）のすべてを満たすもの。かつて「カウザルギー」と呼ばれていたものに相当する。

## 症例呈示

■症　例1

53歳，女性。4カ月前に右第5肋骨に沿って疼痛，水泡が出現し，抗ウィルス薬と抗炎症薬の投与を皮膚科外来で受けていた。皮膚症状は発症21日後にほぼ消失したが，その後同部位の持続性の疼痛が続き，発症3カ月後には夜間不眠となるほど強まった（帯状疱疹後神経痛）。

■対　応

当科を受診し，外来で抗炎症薬と抗うつ薬の内服，および週3回の胸部硬膜外ブロックを施行した。症状が改善しないため，入院して持続硬膜外ブロックを3週間にわたって施行した。その後症状が軽快したため退院し，痛みが強まる時期にレーザー照射，イオントフォレーシスを行い，自宅ではカプサイシン軟膏の局所塗布を行い，4カ月後の現在は，抗うつ薬の内服のみで疼痛はコントロール可能となっている。

■ポイント

激痛には罹患部位に相当する場所への硬膜外ブロック（一回注入）または持続硬膜外ブロックを行う。内服薬では，抗うつ薬，抗炎症薬，ときにコデインなどの麻薬性鎮痛薬が有用である。レーザー照射，局所麻酔薬のイオントフォレーシス，カプサイシン軟膏塗布は軽度の疼痛に有効といわれている。

■症　例2

65歳，男性。胸部大動脈手術の1カ月後から開胸した部位にほぼ一致してアロディニア，痛覚過敏，知覚低下が出現し，抗炎症薬の内服は無効であったため，麻酔科を受診した(ニューロパシックペイン)。

■対　応

抗炎症薬，麻薬性鎮痛薬が十分な効果を発揮できなかったため，抗うつ薬，ケタミン静注，イオントフォレーシスを試みた。また硬膜外ブロック，疼痛部位への局所麻酔薬の局注を繰り返し，やや軽快をみた。

■ポイント

ニューロパシック・ペインは抗炎症薬や麻薬性鎮痛薬が効果を発揮しにくい疼痛の代表格であるが，まったく無効ということはないので，複数の鎮痛法を併用して試みる。内服薬では，抗うつ薬，抗てんかん薬，抗不整脈薬，抗不安薬，睡眠薬などが有効な例もある。静注可能な薬物であればドラッグ・チャレンジ・テストを行って有効性や副作用を確認してから内服を開始するとよい。レーザー照射，局所麻酔薬のイオントフォレーシス，局所麻酔薬の局所への注入，肋間神経ブロック，硬膜外ブロック，さらにサーモグラフィなどで交感神経緊張状態が確認されれば星状神経節ブロックや胸部または腰部交感神経節ブロックを試みてもよい。

■症　例3

41歳，男性。締めつけられるような強い頭痛が仕事中に3時間以上にわたって続くため仕事を継続することが困難となった。頭痛時には消炎症薬を内服することによって一時的改善をみるが，胃腸障害が出現したため内服量を減らしている。また抗不安薬と筋弛緩薬の内服は無効であった（筋緊張性頭痛)。

■対　応

当科受診後，抗うつ薬のアミトリプチリンを開始し，症状の軽快をみた。

■ポイント

筋緊張型頭痛はストレスによる過度の筋緊張が原因と考えて抗不安薬や筋弛緩薬を投与することがあるが，有効性は確認されておらず，長期投与は仕事や生活に悪影響を与える可能性もあり，漫然と投与を続けるべきではない。

■症　例4

21歳，女性。頭痛発作の1日前に気分の変調，1時間前に悪心や嘔吐をみる。今回，右側の高度の頭痛が生じ，歩行によって増強した。発作時には消炎症薬とエルゴタミンの内服を行ったが効果はほとんどみられなかった（片頭痛）。

■対　応

当科受診後，星状神経節ブロックを週2～3回継続し，発作の頻度は減少傾向となった。発作時にはセロトニン作動薬のスマトリプタンを用いているが，有効でないときもみられる。

■ポイント

星状神経節ブロックの有効性は明らかではない。セロトニン作動薬は発作時にスマトリプタンまたはエルゴタミン製剤を内服する。予防的にカルシウム拮抗薬（フルナリジン，ベラパミル）や$\beta$遮断薬，抗うつ薬，抗てんかん薬を試みることもある。

■症　例5

29歳，男性。左側頭部から左眼窩部に1時間以上続く激しい痛みが夜間に生じ，発作時には眼瞼充血と流涙をみた。発作は1年以上続いている。消炎症薬，エルゴタミン製剤の内服および発作時に酸素吸入は無効であった（群発頭痛）。

■対　応

当科受診後，星状神経節ブロックを行いながら，スマトリプタンの発作時に内服を試みた。

■ポイント

しばしば群発頭痛はアルコール摂取，喫煙，血管拡張薬の服用によって誘発されるので，誘発因子を避ける。発作の予防に内服薬（カルシウム拮抗薬，炭酸リチウム，ステロイド，酒石酸エルゴタミンなど）の他に，星状神経節ブロック，三叉神経ブロック，翼口蓋神経節ブロックが有効な場合もある。発作時にはスマトリプタン内服，100％酸素投与，4％リドカインの患側点鼻を試みる。

■症　例6

66歳，女性。10年以上前から会話や食事に誘発される左上顎神経領域に限局する激痛を生じる。抗炎症薬は無効で，抗てんかん薬のカルバマゼピンを疼痛が強い時に内服していた。カルバマゼピンによるふらつきや眠気が強いため，当科を受診した（三叉神経痛）。

■対　応

星状神経節ブロックにより一時的症状の軽快をみたが，長期鎮痛を目的としてX線透視下に左上顎神経ブロックを施行した。一年後に軽度の疼痛が再発したので，再び同様のブロックを行い，その後痛みはみられなくなった。

■ポイント

支配神経に相当する三叉神経ブロックが有効であるが，神経破壊薬は支配領域の知覚低下をもたらすので，十分納得してもらってから行う。適切な方法で三叉神経ブロックを繰り返しても痛みが再発する場合，三叉神経が頭蓋内で血管や腫瘍によって刺激を受けている可能性もあるのでMRI等での検査を行い，必要ならば外科的手術を検討する。

■症　例7

59歳，男性。7年前より腰下肢痛が続いていたが，一年前より椅子に乗るだけでも激痛が左下肢に走るようになり，椎間板ヘルニアによる坐骨神経痛と診断された。抗炎症薬は一時的効果しかないため，当科を紹介された（腰下肢痛）。

■対　応

硬膜外ブロックを週2～3回繰り返したが，疼痛の軽減が一時的だったため，入院して持続硬膜外ブロックを行った結果，腰部全体にわたる疼痛の軽減をみた。左第5腰神経領域の疼痛が残ったため，レントゲン透視下に左第5腰神経根ブロックを行い，ほぼ症状が軽減した。

■ポイント

硬膜外ブロックでは局所麻酔薬または副腎皮質ホルモンの注入を併用する。これは鎮痛を得ることに加えて障害されている神経根の炎症を軽減することを目的としている。ある特定の神経根の障害が疑われるならば，神経根ブロックの適応であり，神経根への副腎皮質ホルモン注入を試みる。

第5章　ペインクリニックのコンサルテーション

# 2 癌性疼痛

江別市立病院麻酔科　医長　**太田孝一**

## I. 癌性疼痛治療の原則

癌性疼痛に悩む患者は，癌病変による日常生活の制限という不満に加えて，生命を脅かす疾患（癌）に対する恐怖，絶望感が生じていることが多く，これらはともに不安や抑うつ状態を引き起こす。不安や抗うつ状態は癌性疼痛の痛みと影響しあい，悪循環を形成する。このため，癌性疼痛は，単なる身体的疼痛を緩和させるだけでなく，患者固有の背景に考慮しながら，全人的な視点からの痛みの治療とともに心理的な側面にも関心を払い，適切な疼痛管理を行う必要がある。

## II. 癌性疼痛管理における鎮痛薬の使用法[1)]

鎮痛薬の使用法は，頓用方式では使用せず，①できるだけ経口的に（by mouth），②規則正しく（by the clock），③三段階除痛ラダー（図）にそって（by the ladder），④患者それぞれの至適量で（for the individual），⑤それぞれの患者に細かい配慮を（attention to detail），の5点に留意して行う。非オピオイド鎮痛薬は，アスピリンなどの非ステロイド性消炎鎮痛薬である。オピオイドは，軽度から中等度の強さの痛みに用いるコデインなどの弱オピオイド鎮痛薬と，中等度から強度の痛みに用いるモルヒネなどの強オピオイド鎮

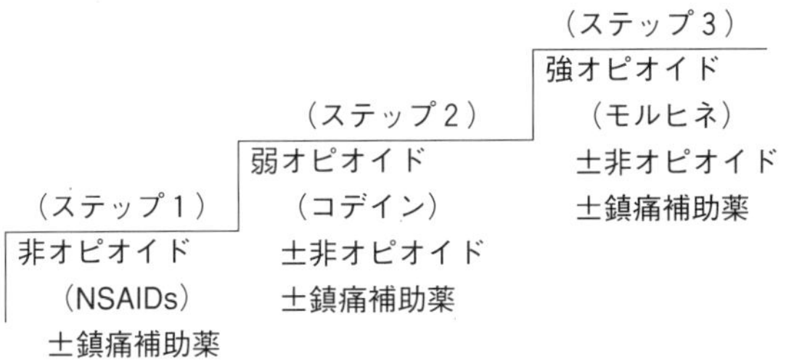


図　WHO三段階除痛ラダー

神経ブロック療法，放射線療法は，適応があればステップ1より考慮する。

（世界保健機構編．がんの痛みからの解放-第1版．東京：金原出版；1987．より改変引用）

痛薬の2つに分けられる。鎮痛薬は，それぞれのグループの一つの薬を選んで使うべきであって，同じ群の2つの薬を同時に使うことは，差し控えた方がよい。鎮痛薬の適切な投与量は，治療対象となった痛みが消える量で，その量は，患者ごとに異なる。適応がある場合には，鎮痛補助薬を併用する。鎮痛補助薬の適応は，①鎮痛薬の副作用への対応（制吐薬や緩下薬など），②痛み治療の強化（カルマゼピンなどの抗痙攣薬，メキシレチンなどのナトリウムチャンネル遮断薬，副腎皮質ホルモンあるいはケタミンなどのN-methyl-D-aspartate（NMDA）受容体拮抗薬など），③痛みに伴う精神的変調の治療（抗不安薬や抗うつ薬など）が代表的である。

なかでも，モルヒネは比較的安価で，強力な鎮痛作用を持ち，投与経路により鎮痛効果が異なる。例えば，硬膜外およびくも膜下投与すると，経口モルヒネの薬物力価を1とした場合，それぞれ10倍，100倍の力価となり，鎮痛時間も経口投与（4～6時間）と比べ，約2倍（8～12時間），約3倍（12～18時間）と飛躍的に延長する。このような効果は，フェンタニルなどの他のオピオイドでは見られない。また，血中薬物濃度を有効血中濃度内に長く維持するdrug delivery system（DDS）製剤の登場により，12時間タイプのモルヒネ徐放薬（MSコンチン錠），24時間タイプのモルヒネ徐放薬（カディアンカプセル，細粒）が使用できるようになった。経口投与主体でも，持続時間および剤型の異なる薬物を組み合わせることにより，症例にあったきめ細かな対応が可能なため，モルヒネは癌性疼痛管理の主役である。

## III. 癌性疼痛管理の現状

世界保健機構（WHO）は，Cancer Pain Relief（1986年）の中で，三段階除痛ラダーを主軸とするWHO方式がん疼痛治療法を発表した[2)]。このWHO方式がん疼痛治療法の意義は，強力な鎮痛効果はあるが，薬物中毒などの暗いイメージのため，臨床での使用が制限されていたモルヒネなどのオピオイドを，終末期だけでなく，あらゆる病期の癌性疼痛に有効で，安全に長期投与が行えることを示し，世界中に普及させたことである。このような流れの中で，緩和医療も重要な治療の一分野として社会的に認知され，モルヒネなどの鎮痛薬の使用量も飛躍的に増加し，癌性疼痛管理への関心も高まりつつある。

しかしながら，臨床の現場では，癌専門病院でも，約4割の患者が癌性疼痛に苦しんでいる現状が，日本[3)]やアメリカ[4)]で相次いで報告された。このため，この現状を改善し，よりよい癌性疼痛管理を行うために，緩和ケアの包括的集学的治療をめざす新しいモデル（pyramid model for symptom control）が提唱されるようになった[5)]。このモデルによると，癌性疼痛緩和のために，①オピオイドや鎮痛補助薬による疼痛管理（pharmacological palliation），②化学療法や放射線治療による癌治療（disease-modifying therapy），③心理療法や看護などの精神的サポート（psychological and nursing interventions），④外科治療，理学療法および神経ブロック療法など（surgical and physical procedures）を同時に行うことにより，よりよい疼痛管理を実現しようという試みである。

このような包括的集学的緩和ケアを円滑に行うためには，速やかに癌性疼痛を軽減することがなにより重要である。速やかに疼痛を軽減することにより，医療者と患者間のコミュニケーションと信頼関係が形成され，患者の主体的な選択ができる真のインフォームドコンセントが可能となり，その結果として，円滑に包括的集学的疼痛治療ができる[6)]。このため，オピオイドを主体とする疼痛管理とともに神経ブロック療法も，再評価されつつである。

一般病院では，急性期疼痛管理（acute pain service）として，術後疼痛管理に，日常的に硬膜外鎮痛法が行われているため，病棟でも患者サイドでも，硬膜外やくも膜下鎮痛法に抵抗が少なくなっている。実際に，著者の病院では，最近2年間に緩和的外科手術を受けた48症例のうち，8例（16％）が終末期に持続硬膜外鎮痛法を希望している。オピオイド療法における硬膜外やくも膜下鎮痛法を，オピオイド全身投与の代替手段としてではなく，オピオイド投与経路の一つとして，症例に合わせて使用すれば，QOL向上に有効で，患者満足度も高くなるため，包括的集学的癌疼痛治療を円滑に行う強力な手段になりうる。

癌専門病院やホスピス病棟では，神経ブロック療法を敬遠する症例も少なくなく，神経ブロックの適応が少ないと考えられてきた。しかし，以下に示す4つの場合には，神経ブロックの適応とされている。

1つは，悪性腫瘍の硬膜外脊髄転移による難治性疼痛である[7]。これは，神経原性の疼痛で，オピオイド療法や放射線治療が無効あるいは適応外である場合で，多くの場合，硬膜外鎮痛法も無効なため，くも膜下鎮痛法が行われる。

2つめは，人工透析患者の癌性疼痛管理である。慢性腎不全の患者では，モルヒネ代謝物が蓄積し，意識障害などの副作用が出現しやすく，鎮痛補助薬も健常人のようには使用できない[8]。このため，癌性疼痛によって透析治療が円滑に行えなくなった場合は，神経ブロック療法の適応となる。

3つめは，モルヒネの大量投与でも十分な疼痛管理ができず，疼痛管理の質の向上とオピオイドの減量が必要になった場合である。経口投与でモルヒネ500mg以上を超えると，経口投与が困難となるため，静脈内投与を併用して，患者のQOL向上を図ることが必要であるが，このような治療を行っても，モルヒネ総投与量が1,000mgを超え，しかも十分な疼痛管理が行えないことがある。7,500mgという大量投与の報告がありモルヒネ治療中の1～2％程度の症例で，1,000mg以上のモルヒネを必要とすると報告されている[9]。モルヒネは，1,000mgで，約3万円の薬価を要する。ホスピス病棟の1日の保険料は，38,000円であることから，モルヒネ総投与量が1,000mgを超えた場合が，硬膜外およびくも膜下鎮痛法を開始して，オピオイド減量を考慮する目安と考えている。このようなとき，硬膜外あるいはくも膜下鎮痛法を併用して，モルヒネの減量を行うことは，患者のQOL向上のみならず，医療経済学的にも有効である。

4つめは，会陰部肛門部痛に対する，くも膜下フェノールブロックである[10]。問題となる副作用は，膀胱直腸障害である。しかし，人工肛門や導尿中の患者では，この副作用はまったく問題にならない。また，肛門括約筋障害についても，モルヒネを使用している場合，便秘であることが多いため，問題となることはまれである。くも膜下フェノールブロックをサドルブロックとして行えば，ベットサイドでも施行可能なため，応用範囲は広く，再評価されつつある。副作用の危惧がある場合には，高濃度テトラカイン（2％）0.5mLによるテストブロックを行い，鎮痛効果と副作用の有無を確認してから行うと良い。

## 症例呈示

### ■症　例1

67歳，女性。子宮頸癌の多発性骨転移に伴う腰下肢痛で，歩行困難となった。モルヒネ徐放薬40mg/日経口投与とジクロフェナク酸100mg/dayを使用したが，疼痛が強く睡眠障害もでた。骨転移腫瘍による疼痛が疑われたが，疼痛が強くMRIなどの検査もできないため，疼痛管理についてコンサルトを受けた。

■対　応

経口モルヒネを併用しながら，術後疼痛管理に準じて硬膜外鎮痛法を行った。この治療により，体動時疼痛は軽減して，検査時の安静が保てるようになり，精神的にも安定し，治療にも協力的となったため，MRI，骨シンチ検査を行い病態を評価した。この後，経口モルヒネ量を増量し，120mg/dayで良好な疼痛管理が可能となったため，硬膜外鎮痛法より1週間で離脱した。検査の結果，放射線治療の適応がある骨転移が確認されたため，放射線治療（40Gy）を行った。この治療により，疼痛が軽減し，モルヒネ60mg/dayで疼痛管理が可能となった。しかし，放射線治療の2週間後に再度疼痛が増悪した。この時点で，化学療法（BOMP）が考慮されたが，疼痛が，下肢から臀部にかけて強く，車椅子の移動もできなかった。体動時疼痛が強く，第2・3仙骨神経後枝の起始部に圧痛が見られたので，局所麻酔薬による仙骨後枝ブロックを行ったところ，体動時痛が減弱したため，高周波熱凝固による仙骨後枝ブロックを行うとともに，モルヒネを90mg/dayに増量したところ，疼痛が緩和し日常動作もスムーズに行えるようになった。この時点で化学療法の適応について話し合い，化学療法を行うこととなった。化学療法中は吐き気が増強するため，経口より静脈内投与（40mg/day）に変更した。化学療法終了後2週間後にモルヒネを経口投与（90mg/day）に再度変更し，在宅治療のため退院した。

■ポイント

モルヒネ投与開始を円滑に行うには，速やかな除痛を行うことが重要である。モルヒネ徐放薬は，血中モルヒネ濃度上昇に時間がかかるため，モルヒネ水や坐剤を併用して，モルヒネ至適濃度を決定した後，徐放薬に移行することが望ましい。持続性の癌性疼痛管理では，上記の方法は有効であるが，間欠的な疼痛増悪を合併している場合には，このような方法では不十分で，モルヒネ静脈内投与で調整すると良いことが多い。具体的には，モルヒネ2～5mgをゆっくり静脈内投与し，疼痛が消失するまで数回投与する。その投与量を初回投与量とし，その初回投与量の4倍を1日の維持量として持続投与する。疼痛が増悪した場合には，モルヒネ2～5mgを適宜増量していき，24時間のモルヒネ必要量を決定する。この静脈内モルヒネ投与により，モルヒネ至適量をスムーズに決定できる。

癌疼痛患者では，病状の進行に伴い，突然疼痛が増悪することがある。特に，骨転移の進展に伴う神経原性疼痛などによる激痛が出現した場合，一刻も早い診断と治療が求められる。このような場合，前述したように，経口モルヒネ投与量を継続しながら，静脈内モルヒネ投与を併用して速やかな除痛をめざすことになる。しかし，疼痛が強く，睡眠障害が出現したり，食事が疼痛のためできなくなった場合，あるいは，悪心・嘔吐などモルヒネの副作用が問題になった場合には，静脈内モルヒネでも疼痛管理が困難な場合がある。また，MRIなどの緊急検査のための除痛が必要となることがある。このようなとき，特に疼痛が強い部分を目標として，硬膜外鎮痛法を併用すれば，円滑に至適モルヒネ投与量を決定することができる。この場合の硬膜外鎮痛法は，術後疼痛管理に準じて，モルヒネ2～3mg/dayを1％リドカインあるいは0.25％ブピバカイン2mL/hrで持続投与を行う。経口あるいは静脈内モルヒネ投与を併用し，至適モルヒネ投与量を決定する。硬膜外鎮痛法は，できるだけ早期（できれば1～2週以内に）に離脱するように心掛ける。本症例では，モルヒネ40mg/dayから120mg/dayに増量することで硬膜外鎮痛法からの離脱が可能となった。症例によっては，適応があれば，交感神経ブロック，神経根ブロック，腹腔神経叢ブロックなどを行って，硬膜外鎮痛法から離脱することもある。

モルヒネは経口投与で行うのが原則である。しかし，化学療法や放射線療法を行うと，悪心・嘔吐が出現し経口投与がうまく行えなくなることがある。このような場合，経口投与から静脈内投与にあらかじめ変更してから，これらの治療を行うと良い。具体的には，モルヒネ徐放薬を使用している場合，半量より少ない量（40％程度）を24時間で持続静脈内投与し，その後，半量を目安にモルヒネを増量して至適投与量を決定すると良い。逆に，在宅治療に移行する場合には，静脈内投与から経口投与への移行が重要である。この場合は，静脈投与量の倍量をモルヒネ徐放薬で投与するが，血中濃度の上昇に時間がかかるため，投与ルート変更後24時間は，静脈投与量を半量にして，静脈内持続投与を併用すると，円滑に投与ルート変更が行える。

### ■症　例2

74歳，男性。咽頭癌手術後（4年）の肺局所再発で経過観察していた。肩甲骨周辺の痛みが出現して，湿布，ジクロフェナク酸150mg/dayで疼痛管理していたが，疼痛管理が不十分なので，モルヒネ20mg/dayで開始したところ，疼痛は軽減した。しかし，吐き気が強く，眠気も出現し，仕事ができないので，他になにか良い治療法はないかということで，コンサルトを受けた。

### ■対　応

高周波熱凝固法による脊髄後枝内側枝ブロックを行ったところ，疼痛が消失し，1カ月間は良好な疼痛管理を行うことができた。疼痛が再燃したため，再度モルヒネによる疼痛管理（20～30mg/day）を行った。疼痛緩和は得られるが，眠気が強く，日常生活に支障がでるため，リン酸コデインによる疼痛管理に変更して，その後6週間外来で経過をみていた。上肢から頸部にかけて激痛が走るようになり，CTスキャンなどの検査を試みたが，疼痛のため体位保持ができないため，検査を行うことができなかった。高周波熱凝固法による脊髄後枝内側枝ブロックにて疼痛を軽減した後，検査したところ，第6頸椎および第1胸椎神経根起始部に転移性骨腫瘍による圧迫による疼痛と確認された。放射線治療の適応であったので，モルヒネの静脈内投与（40mg/day）を行いながら，放射線治療（44Gy）を約3週間行った。この治療により，疼痛は劇的に消失して，モルヒネ10mg/dayでコントロール可能となった。しかし，副作用として放射線肺臓炎と放射線胃腸炎となり，経口投与もできないため，中心静脈栄養や抗生物質などによる集中治療が必要であったが，1カ月後全身状態が改善した後，在宅ホスピス治療に移行した。これ以後，疼痛管理は，リン酸コデイン90mg/dayの経口投与とモルヒネ坐剤10mgで行えた。

### ■ポイント

モルヒネ20～40mg/dayの少量で疼痛消失するが，悪心・嘔吐や眠気混乱などの副作用が出現し，満足な疼痛管理ができない場合やモルヒネに対して心理的に強い拒絶反応を示す症例では，弱オピオイドに分類されるリン酸コデインへの変更を考慮すると良いことが多い。リン酸コデインは，咳などの呼吸器症状の改善作用があり，モルヒネに偏見をもつ患者でも，受け入れやすい利点をもつ。モルヒネと比べて，眠気，便秘は強いが，悪心・嘔吐や混乱することが非常にまれである。リン酸コデイン使用時には，緩下薬である硫酸マグネシウムやプロクロルペラジン（ノバミン®）などの制吐薬を併用する。リン酸コデインは，錠剤（20mg）あるいは10倍散（0.2g）のいずれかを基本量として用いる。著者らは，6時，10時，14時，18時に20mg，22時に40mgの投与から開始して（120mg/day），頓用として，20mgのコデインを適宜併用して，至適投与量を調節する。1日量240mgまで増量しても無効なときは，モルヒネへの移行を考慮する。リン酸コデインの鎮痛効果は，代謝物として生じるモルヒネによりもたらされるため，モルヒネとの併用も比較的容易である。本症例では，モルヒネ坐剤と併用することにより良好な疼痛管理が行えた。弱オピオイドのグループでは，オキシコドンなども利用できるが，ブプレノルフィンやペンタゾシンなどは，拮抗性鎮痛薬であるため，モルヒネの鎮痛作用を拮抗する可能性が指摘されているため，モルヒネとの併用は避けた方がよい。

神経ブロック療法は効果が限局するが，強力な鎮痛作用をもつため，体動時の限局する疼痛に有効なことが多い。なかでも，低温高周波熱凝固法（45～50℃）による脊髄後枝内側枝ブロック，肋間神経ブロックなどの末梢神経ブロックは，患者への負担も少なく長期間の鎮痛効果が見られるため有効である。本症例では，脊髄後枝内側枝ブロックにより，一時的に鎮痛薬は不要になったが，通常は，モルヒネにより安静時疼痛コントロールが可能になった症例で，体動時の疼痛が残存している場合に，これら末梢神経ブロックを行うと，モルヒネの鎮痛効果が増強し，モルヒネを主体とする鎮痛薬による質の高い疼痛管理が可能となる。これら神経ブロック療法は，患者の満足度も高いため，著者らは，適応があれば積極的に行い良い結果を得ている。

■症　例3

73歳，女性。左S6原発の肺腺癌が発見されたが，外科的適応がなく，経過観察していたが，第3腰椎の骨転移腫瘍による腰痛出現して，経口モルヒネ40～80mg/dayで外来治療を行っていた。モルヒネ開始5カ月後に，上腕骨の骨転移腫瘍が病的骨折を引き起こし，疼痛が増悪したため，入院してモルヒネの静脈内持続投与を開始した。モルヒネ480mg/dayでほぼ1カ月間良好な疼痛管理が可能となった。その後，上腕骨の病的骨折が進行するに伴い疼痛は増悪し，2カ月後には，1,720mg/dayまで増量したが疼痛管理に難渋した。この時点で神経ブロック療法や整形外科的処置を検討した。患者および患者家族が，このような侵襲的な治療を希望しなかったため，モルヒネによる疼痛管理を継続することとなった。この頃には，上腕骨の腫脹が著明となり，体位交換時の激痛が顕著となり，モルヒネ3,200mg/dayの持続静脈内投与でも良好な疼痛管理が困難となっていた。1カ月後，病的骨折の部分が開放骨折となったため，再度，整形外科的手術を勧めたところ手術を承諾したため，全身麻酔と術後のモルヒネ至適量の調節についてコンサルトを受けた。

■対　応

予定術式は，上腕骨創外固定術であった。斜角筋間ブロックを行ったところ，疼痛が急速に減少し，モルヒネ血中濃度が相対的に過量となったため，呼吸停止した。モルヒネを中止して，ラリンゲルマスクを挿入した。その後，ナロキソン0.01mg投与して，自発呼吸を出したのち，吸入麻酔薬による全身麻酔を行った。ラリンゲルマスクの抜去は，ナロキソン0.02mg使用して覚醒を確認してから行った。術後モルヒネ量は，500mg/dayより投与開始して，呼吸数と鎮痛効果を評価しながら数日かけて調節した。最終的には580mg/dayの持続静脈内投与で，1カ月後の死亡時まで，良好な疼痛管理が可能となった。

■ポイント

本症例は，著者らの経験[11]では，早期より持続斜角筋間鎮痛法や整形外科的処置を行えば，より少量のモルヒネで良好な疼痛管理が可能であったと思われる。しかし，緩和ケアのため紹介された患者のほとんどは，医療機関や医療者への不信感を，程度の差はあれ抱いていることが多く，このような症例では，内服薬や点滴治療以外の侵襲的な治療を望まないことが多いため，良い治療であっても患者の納得が得られない場合は，無理に行うことは慎んだ方がよい。患者に疼痛管理法を提示し，十分なインフォームドコンセントを得て，患者との良好な信頼関係を築いた後に，症例に即した疼痛管理を患者とともに選択していくことが望ましい。

モルヒネを大量投与しても疼痛管理がうまくいかないときに，神経ブロック療法や緩和的外科療法を依頼された場合は注意が必要である。治療前と治療後の疼痛の強さが異なるため，モルヒネ至適投与量も，治療前後で異なる。したがって，治療前のモルヒネ投与量を漫然と続けると，意識低下や呼吸抑制などの重篤な副作用に遭遇することがある。このような場合，至適モルヒネ投与量を決定するのに呼吸数が良い指標になる。通常，神経ブロックや緩和的外科治療後は，疼痛増悪前のモルヒネ投与量を基準として持続静脈内投与を行う。呼吸数が5回/min以下の場合は，モルヒネを一時中止して，ナロキソンを適宜使用して，呼吸数を10回/min以上になるように調節し，覚醒したことを確認した後，半量のモルヒネ持続投与を再開する。呼吸数が10回/min以下で，疼痛を訴えず傾眠状態のときは，ナロキソンを適宜使用し同時にモルヒネの持続投与量を10％減量する。疼痛を訴えたときは，モルヒネ5mg静脈内投与したのち，持続投与量を10％増量して至適モルヒネ投与量を決定すると良い。至適モルヒネ投与量の決定には，2～3日要することが多く，この間は，厳重な経過観察を行う必要がある。

## 参考文献


1）恒藤　暁. WHOがん疼痛治療指針, 小川節郎編集, ペインクリニシャンのためのキーワード100, 東京 : 真興交易, 2000, p.306－8.

2）世界保健機構編. がんの痛みからの解放第1版, 東京 : 金原出版 ; 1987.

3）平賀一陽. 本邦における癌性疼痛の現状と今後の展望. ペインクリニック 1999 ; 20 : 479－84.

4）Weiss SC, Emanuel LL, Fairclough DL, et al. Understanding the experience of pain in terminally ill patients. Lancet 2001 ; 357 : 1311－5.

5）Ahmedzai SH: Window of opportunity for pain control in the terminally ill. Lancet 2001; 357: 1304－5.

6）太田孝一, 石谷邦彦, 松本真希, ほか. WHO方式癌疼痛治療法における緩和的神経ブロック療法の適応とその意義. ペインクリニック 1997 ; 18 : 249－54.

7）太田孝一, 並木昭義. 脊髄・硬膜外転移腫瘍による難治性疼痛に対する持続くも膜下鎮痛法の検討. ペインクリニック 1999 ; 20 : 212－6.

8）太田孝一, 樽見葉子, 前野　宏, ほか. 腎機能障害を合併した終末期癌患者における血中モルヒネおよびモルヒネ代謝物濃度の検討. 日本ペインクリニック学会誌 1999 ; 6 : 100－4.

9）渡辺孝子. がん患者の痛み治療と看護の役割. 武田文和編集, がん患者の痛みに対するモルヒネの適応と実際. 東京 : 真興交易 ; 1995. p.154－72.

10）加藤佳子. 癌性疼痛の管理. 日本ペインクリニック学会誌 2001 ; 8 : 7－11.

11）太田孝一, 樽見葉子, 松本真希, ほか. 持続斜角筋間ブロックが有効であった肩・上肢癌性疼痛の2症例. ペインクリニック 1997 ; 18 : 73－6.

# 6. 患者への説明・対応

第6章　患者への説明・対応

# 患者への説明・対応

札幌医科大学医学部麻酔科　助教授　渡辺廣昭

## I. ヘルシンキ宣言

現在，医療関係者にとっての倫理的基礎となっている「ヘルシンキ宣言」は，1964年の世界医師会総会で第二次世界大戦の教訓をもとにヒトを対象とする医学生物学的研究における被検者の人権擁護を目的として作られたものである。この前文には「今日の医療の場では,診断的・治療的・予防的手段の多くは偶発事故を招くことを避けられない・・・」という記載もあり，このような現実をふまえた認識をもつとともに，患者の権利を尊重した医療が大切であることが述べられている。さらに1975年の東京総会においては「ヘルシンキ宣言」の改正案を採択し，インフォームド・コンセントが不可欠であることを宣言した。

## II. 患者の権利章典

一方，アメリカを中心とした世界的公民権運動の高まりの中，医療における患者の人権擁護の動きも強くなり，アメリカ病院協会から「患者の権利章典」(1973年）が出された。この中で，患者は治療を受ける権利，診断，治療，予後についての情報を十分理解できるように与えられる権利を有しており，何らかの処置や治療を始めるまえに，インフォームド・コンセントに必要な情報を医者から受け取る権利があることが明記されている。また，治療を自由に選択する権利と拒否する権利，プライバシーについて配慮を求める権利，自分の治療に関し他の病院ではどのようにしているか（もっと上手な医師がいるか）を知る権利，医療費の支払に関して知る権利など多くの権利があることも書かれている。

## III. 医の倫理綱領

これらをふまえてわが国でもいくつかの提言がなされてきたが，2000年に日本医師会から会員の倫理向上に関する検討委員会の答申として「医の倫理綱領」が発表され，これがわれわれ医師における実質的な倫理基準となっている。この中で患者への対応に関しては「医師は医療を受ける人びとの人格を尊重し，やさしい心で接するとともに，医療内容についてよく説明し，信頼を得るように努める」とうたっている。これに付記されている注釈には医師として必要な基本的事項について記載されているので，その一部を以下に引用する。

> **「医療を受ける人々の人格の尊重」ーインフォームド・コンセントの必要性**
> 「人格を尊重する」というのは，医師と患者が上下の関係にあるのではなくて，すべての人間は対等であるとの認識を求めていることである，したがって，会話などの言葉遣いのなかにも，そのことが具体的に反映しなければならない。これは医師と患者が互いに人間としての価値を認め合うことであり，医師に卑屈になることを求めているのではない。医師は専門職としての誇りを失わないことが重要である。
> また，医師は医療の専門家として，これから行おうとする医療行為について自分の考え方を患者に十分に説明しなければならない。そして，患者が医師の考え方を受け入れない場合があっても，医師は患者に自分の考え方を強いてはいけない。反対に，患者の望む治療法を医師として受け入れられない場合には，医師は医療の専門家として自分の考え方を十分に説明したうえで，患者の考えに同意できないことを伝え，可能であれば他の医師に紹介すべきである。いずれの場合にも患者を軽んじてはならない。
> 健康の維持もしくは増進と，失われた健康の回復は，医師が患者に与えるものでも，患者が医師に要求するものでもない。それらはいずれも両者の協力によって築かれるものである。そのためにも，医師の側から十分な情報の提供と説明がなされ，患者の理解と同意（いわゆるインフォームド・コンセント）を得ることが不可欠であることは言うまでもない。

このようにわが国においてもすぐれた倫理規定が作られており，患者への対応・説明はこの基本姿勢をふまえて行うことになる。

## 症例呈示

### ■症　例1

65歳，女性。人工心肺を用いた冠動脈バイパス手術を受けた患者が，術中の手術操作および周囲の会話を記憶していた。術後その苦しかった記憶が夢の中に出てきて不安を訴えた。

### ■対　応

麻酔中循環動態は安定していたが，使用したミダゾラム，フェンタニルの量は比較的少なく，亜酸化窒素も使用していなかったこともあり，特に人工心肺開始前は術中覚醒の可能性があると判断した。患者の精神状態に注意を払い十分量の鎮静，睡眠薬を投与して経過を観察したところ，術後3日目には不快な夢を見なくなった。患者の状態が落ち着いた術後5日目に患者本人と家族，主治医が同席し，麻酔科責任医が術中覚醒について説明を行った。麻酔記録を提示し，麻酔に用いた薬物は通常使用しているもので問題はないこと，およびその使用量は通常使用量の範囲ではあるが少量であったことなどについて説明し，術中覚醒があったことについては，麻酔管理上の責任があるとして謝罪した。今後，精神的問題が発症すれば責任を持って対応することを約束し，患者側の了解を得た。

■ポイント

患者への対応・説明にはお互いの信頼関係が最も重要である。こちら側の情報については患者の要望を聞いて可能な限り提示すること。また後遺症などが残った場合は責任を持って対応することを明確にして対応する。こちら側が卑屈になってはいけないが，最初に信頼関係を築けなければ，お互いに不幸な結果を招くことにもなるので配慮が必要である。

■症　例2

57歳，女性。緑内障に対して硝子体切除が予定された。ステロイド投与後に視力低下が著しくなった家族をもつため，ステロイド投与に恐怖感を持っていた。麻酔科医は挿管に難渋した結果，喉頭浮腫予防の目的で術中にステロイドを点滴静注した。患者は眼科の治療にも不満を持っていたためカルテ開示を求め閲覧した。麻酔記録の閲覧によりステロイド投与の事実を発見し，麻酔科に対して説明を求めてきた。

■対　応

患者は視力低下をもたらすステロイドを投与したのは麻酔科医のミスであると訴えた。患者は治療期間も長く，医学関係の本も良く読んでおり，知識は豊富であった。患者への説明には主治医と病棟看護婦も同席した。麻酔科医は患者に対し，患者が知りたいことは可能な限りすべて話すことを約束し，最初は麻酔記録とカルテ内容の確認する作業から始めた。実際の経過に沿って説明し，患者の質問を受け，確認することを各出来事ごとに繰り返して行った。ステロイドの適応，使用量，副作用の可能性に関しては添付されている説明書および教科書を見せ，術中使用したステロイドは単回投与で経口で連日投与している場合と異なり視力に及ぼすような副作用は考えにくいことを説明した結果，患者はようやく納得しその後も問題は起きなかった。

■ポイント

医療行為に対して疑問をもつ患者の場合は，医療者側の不用意な一言が話をこじらせてしまう結果となることが多い。問題となりそうな場合は，患者の権利に配慮しながら患者の話を聞き十分に説明する必要がある。中には最初から訴訟を起こすと圧力をかけてくる患者もいるが，毅然とした態度で日本医師会の「医の倫理綱領」に則った対応をすべきである。こちら側に非がある場合は決して隠すことなく，速やかに窓口となる責任ある医師を決めて患者への対応を行うとともに，院内で決められた流れで担当部所へ連絡し，必要があれば弁護士とも相談し適切な対応をとることになる。この際，患者に対し誠意のある対応をしているか否かで，訴訟になった場合の結果が大きく異なることを肝に銘じておく必要がある。

■症　例3

65歳，男性。全身麻酔下で体表の腫瘍摘出術を予定した。術前はぐらぐらしていなかった上顎門歯が挿管時の喉頭鏡操作により抜けてしまった。術前にその可能性は伝えていなかった。

■対　応

麻酔覚醒後，患者には院内の歯科を受診し病院負担により治療を行うことを伝えた。患者の治療は入院中の1週間で終了し無事退院した。

■ポイント

術前に歯がぐらぐらしている場合は，患者に抜けてしまう可能性が高いと説明し同意を得ておくことで，トラブルになることは少ない。もし，歯の方を優先して手術を延期できる場合は，歯科受診して歯型をとり，プロテクターを作成してから行うのが良い。このプロテクターはどんなに歯がぐらぐらしていても歯を守ってくれる。この他にも歯を保護する目的の用具が作られているので，歯の程度がひどくない場合は有効である。一般に歯の問題は手術前日に気づくことが多く，プロテクターを作る時間もなく，麻酔を引き受けるかどうか判断に迷うことも多い。この場合，やはり「医の倫理綱領」の基本に則って納得してもらうよう十分に説明し納得してもらうことが大切である。当然ながら，いくら抜けそうでも術前に説明していない場合は病院側に治療責任がある。

# 和文索引

# 欧文索引

「麻酔科医とコンサルテーション」
―他科からの相談・依頼に対する適正な対応と実際―<検印省略>

2002年4月1日　第1版発行

定価（本体6,600円＋税）

編集者　並　木　昭　義
　　　　表　　　圭　一
発行者　今　井　　　良
発行所　克誠堂出版株式会社
〒113-0033　東京都文京区本郷3-23-5-202
電話（03）3811-0995　振替00180-0-196804
印　刷　倉敷印刷株式会社

ISBN 4-7719-0247-X C3047 ¥6600E